U0308378

中国古医籍整理丛书

沈芊绿医案

清·沈金鳌 著

张 星 李亚军 校注

中国中医药出版社

·北 京·

图书在版编目（CIP）数据

沈芊绿医案/（清）沈金鳌著；张星，李亚军校注 .
—北京：中国中医药出版社，2015.1（2021.1重印）
（中国古医籍整理丛书）
ISBN 978 – 7 – 5132 – 2020 – 0

Ⅰ.①沈…　Ⅱ.①沈…②张…③李…　Ⅲ.①医案 –
汇编 – 中国 – 清代　Ⅳ.①R249.49

中国版本图书馆 CIP 数据核字（2014）第 208865 号

中国中医药出版社出版
北京经济技术开发区科创十三街 31 号院二区 8 号楼
邮政编码　100176
传真　010 64405721
廊坊市祥丰印刷有限公司印刷
各地新华书店经销

＊

开本 710×1000　1/16　印张 8　字数 70 千字
2015 年 1 月第 1 版　2021 年 1 月第 2 次印刷
书　号　ISBN 978 – 7 – 5132 – 2020 – 0

＊

定价　25.00 元
网址　www.cptcm.com

如有印装质量问题请与本社出版部调换（010 64405510）
版权专有　侵权必究
社长热线　010 64405720
购书热线　010 64065415　010 64065413
微信服务号　zgzyycbs
书店网址　csln.net/qksd/
官方微博　http://e.weibo.com/cptcm
淘宝天猫网址　http://zgzyycbs.tmall.com

国家中医药管理局
中医药古籍保护与利用能力建设项目
组织工作委员会

主 任 委 员 王国强

副 主 任 委 员 王志勇　李大宁

执 行 主 任 委 员 曹洪欣　苏钢强　王国辰　欧阳兵

执行副主任委员 李　昱　武　东　李秀明　张成博

委　　　　员

各省市项目组分管领导和主要专家

　　（山东省）武继彪　欧阳兵　张成博　贾青顺

　　（江苏省）吴勉华　周仲瑛　段金廒　胡　烈

　　（上海市）张怀琼　季　光　严世芸　段逸山

　　（福建省）阮诗玮　陈立典　李灿东　纪立金

　　（浙江省）徐伟伟　范永升　柴可群　盛增秀

　　（陕西省）黄立勋　呼　燕　魏少阳　苏荣彪

　　（河南省）夏祖昌　刘文第　韩新峰　许敬生

　　（辽宁省）杨关林　康廷国　石　岩　李德新

　　（四川省）杨殿兴　梁繁荣　余曙光　张　毅

各项目组负责人

　　王振国（山东省）　王旭东（江苏省）　张如青（上海市）

　　李灿东（福建省）　陈勇毅（浙江省）　焦振廉（陕西省）

　　蔡永敏（河南省）　鞠宝兆（辽宁省）　和中浚（四川省）

项目专家组

顾　问　马继兴　张灿玾　李经纬

组　长　余瀛鳌

成　员　李致忠　钱超尘　段逸山　严世芸　鲁兆麟

　　　　郑金生　林端宜　欧阳兵　高文柱　柳长华

　　　　王振国　王旭东　崔　蒙　严季澜　黄龙祥

　　　　陈勇毅　张志清

项目办公室（组织工作委员会办公室）

主　任　王振国　王思成

副主任　王振宇　刘群峰　陈榕虎　杨振宁　朱毓梅

　　　　刘更生　华中健

成　员　陈丽娜　邱　岳　王　庆　王　鹏　王春燕

　　　　郭瑞华　宋咏梅　周　扬　范　磊　张永泰

　　　　罗海鹰　王　爽　王　捷　贺晓路　熊智波

秘　书　张丰聪

前　言

　　中医药古籍是传承中华优秀文化的重要载体，也是中医学传承数千年的知识宝库，凝聚着中华民族特有的精神价值、思维方法、生命理论和医疗经验，不仅对于传承中医学术具有重要的历史价值，更是现代中医药科技创新和学术进步的源头和根基。保护和利用好中医药古籍，是弘扬中国优秀传统文化、传承中医学术的必由之路，事关中医药事业发展全局。

　　1949 年以来，在政府的大力支持和推动下，开展了系统的中医药古籍整理研究。1958 年，国务院科学规划委员会古籍整理出版规划小组在北京成立，负责指导全国的古籍整理出版工作。1982 年，国务院古籍整理出版规划小组召开全国古籍整理出版规划会议，制定了《古籍整理出版规划（1982—1990）》，卫生部先后下达了两批 200 余种中医古籍整理任务，掀起了中医古籍整理研究的新高潮，对中医文化与学术的弘扬、传承和发展，发挥了极其重要的作用，产生了不可估量的深远影响。

　　2007 年《国务院办公厅关于进一步加强古籍保护工作的意见》明确提出进一步加强古籍整理、出版和研究利用，以及

"保护为主、抢救第一、合理利用、加强管理"的方针。2009年《国务院关于扶持和促进中医药事业发展的若干意见》指出，要"开展中医药古籍普查登记，建立综合信息数据库和珍贵古籍名录，加强整理、出版、研究和利用"。《中医药创新发展规划纲要（2006—2020）》强调继承与创新并重，推动中医药传承与创新发展。

2003~2010年，国家财政多次立项支持中国中医科学院开展针对性中医药古籍抢救保护工作，在中国中医科学院图书馆设立全国唯一的行业古籍保护中心，影印抢救濒危珍本、孤本中医古籍1640余种；整理发布《中国中医古籍总目》；遴选351种孤本收入《中医古籍孤本大全》影印出版；开展了海外中医古籍目录调研和孤本回归工作，收集了11个国家和2个地区137个图书馆的240余种书目，基本摸清流失海外的中医古籍现状，确定国内失传的中医药古籍共有220种，复制出版海外所藏中医药古籍133种。2010年，国家财政部、国家中医药管理局设立"中医药古籍保护与利用能力建设项目"，资助整理400余种中医药古籍，并着眼于加强中医药古籍保护和研究机构建设，培养中医古籍整理研究的后备人才，全面提高中医药古籍保护与利用能力。

在此，国家中医药管理局成立了中医药古籍保护和利用专家组和项目办公室，专家组负责项目指导、咨询、质量把关，项目办公室负责实施过程的统筹协调。专家组成员对古籍整理研究具有丰富的经验，有的专家从事古籍整理研究长达70余年，深知中医药古籍整理研究的重要性、艰巨性与复杂性，履行职责认真务实。专家组从书目确定、版本选择、点校、注释等各方面，为项目实施提供了强有力的专业指导。老一辈专家的学术水平和智慧，是项目成功的重要保证。项目承担单位山东中医药大学、南京中医药大学、上海中医药大学、福建中医药大学、浙江省中医药研究院、陕西省中医药研究院、河南省中医药研究院、辽宁中医药大学、成都中医药大学及所在省市中医药管理部门精心组织，充分发挥区域间互补协作的优势，并得到承担项目出版工作的中国中医药出版社大力配合，全面推进中医药古籍保护与利用网络体系的构建和人才队伍建设，使一批有志于中医学术传承与古籍整理工作的人才凝聚在一起，研究队伍日益壮大，研究水平不断提高。

本着"抢救、保护、发掘、利用"的理念，该项目重点选择近60年未曾出版的重要古医籍，综合考虑所选古籍的保护价值、学术价值和实用价值。400余种中医药古籍涵盖了医经、基础理论、诊法、伤寒金匮、温病、本草、方书、内科、外科、女科、儿科、伤科、眼科、咽喉口齿、针灸推拿、养生、医案医话医论、医史、临证综合等门类，跨越唐、宋、金元、明以迄清末。全部古籍均按照项目办公室组织完成的行业标准《中医古籍整理规范》及《中医药古籍整理细则》进行整理校注，绝大多数中医药古籍是第一次校注出版，一批孤本、稿本、抄本更是首次整理面世。对一些重要学术问题的研究成果，则集中收录于各书的"校注说明"或"校注后记"中。

"既出书又出人"是本项目追求的目标。近年来，中医药古籍整理工作形势严峻，老一辈逐渐退出，新一代普遍存在整理研究古籍的经验不足、专业思想不坚定等问题，使中医古籍整理面临人才流失严重、青黄不接的局面。通过本项目实施，搭建平台，完善机制，培养队伍，提升能力，经过近5年的建设，锻炼了一批优秀人才，老中青三代齐聚一堂，有效地稳定了研究队伍，为中医药古籍整理工作的开展和中医文化与学术的传承提供必备的知识和人才储备。

本项目的实施与《中国古医籍整理丛书》的出版，对于加强中医药古籍文献研究队伍建设、建立古籍研究平台，提高古籍整理水平均具有积极的推动作用，对弘扬我国优秀传统文化，推进中医药继承创新，进一步发挥中医药服务民众的养生保健与防病治病作用将产生深远影响。

第九届、第十届全国人大常委会副委员长许嘉璐先生，国家卫生计生委副主任、国家中医药管理局局长、中华中医药学会会长王国强先生，我国著名医史文献专家、中国中医科学院马继兴先生在百忙之中为丛书作序，我们深表敬意和感谢。

由于参与校注整理工作的人员较多，水平不一，诸多方面尚未臻完善，希望专家、读者不吝赐教。

国家中医药管理局中医药古籍保护与利用能力建设项目办公室

二〇一四年十二月

许 序

　　"中医"之名立，迄今不逾百年，所以冠以"中"字者，以别于"洋"与"西"也。慎思之，明辨之，斯名之出，无奈耳，或亦时人不甘泯没而特标其犹在之举也。

　　前此，祖传医术（今世方称为"学"）绵延数千载，救民无数；华夏屡遭时疫，皆仰之以度困厄。中华民族之未如印第安遭染殖民者所携疾病而族灭者，中医之功也。

　　医兴则国兴，国强则医强。百年运衰，岂但国土肢解，五千年文明亦不得全，非遭泯灭，即蒙冤扭曲。西方医学以其捷便速效，始则为传教之利器，继则以"科学"之冕畅行于中华。中医虽为内外所夹击，斥之为蒙昧，为伪医，然四亿同胞衣食不保，得获西医之益者甚寡，中医犹为人民之所赖。虽然，中国医学日益陵替，乃不可免，势使之然也。呜呼！覆巢之下安有完卵？

　　嗣后，国家新生，中医旋即得以重振，与西医并举，探寻结合之路。今也，中华诸多文化，自民俗、礼仪、工艺、戏曲、历史、文学，以至伦理、信仰，皆渐复起，中国医学之兴乃属必然。

迄今中医犹为国家医疗系统之辅，城市尤甚。何哉？盖一则西医赖声、光、电技术而于 20 世纪发展极速，中医则难见其进。二则国人惊羡西医之"立竿见影"，遂以为其事事胜于中医。然西医已自觉将入绝境：其若干医法正负效应相若，甚或负远逾于正；研究医理者，渐知人乃一整体，心、身非如中世纪所认定为二对立物，且人体亦非宇宙之中心，仅为其一小单位，与宇宙万象万物息息相关。认识至此，其已向中国医学之理念"靠拢"矣，虽彼未必知中国医学何如也。唯其不知中国医理何如，纯由其实践而有所悟，益以证中国之认识人体不为伪，亦不为玄虚。然国人知此趋向者，几人？

国医欲再现宋明清高峰，成国中主流医学，则一须继承，一须创新。继承则必深研原典，激清汰浊，复吸纳西医及我藏、蒙、维、回、苗、彝诸民族医术之精华；创新之道，在于今之科技，既用其器，亦参照其道，反思己之医理，审问之，笃行之，深化之，普及之，于普及中认知人体及环境古今之异，以建成当代国医理论。欲达于斯境，或需百年欤？予恐西医既已醒悟，若加力吸收中医精粹，促中医西医深度结合，形成 21 世纪之新医学，届时"制高点"将在何方？国人于此转折之机，能不忧虑而奋力乎？

予所谓深研之原典，非指一二习见之书、千古权威之作；就医界整体言之，所传所承自应为医籍之全部。盖后世名医所著，乃其秉诸前人所述，总结终生行医用药经验所得，自当已成今世、后世之要籍。

盛世修典，信然。盖典籍得修，方可言传言承。虽前此 50 余载已启医籍整理、出版之役，惜旋即中辍。阅 20 载再兴整理、出版之潮，世所罕见之要籍千余部陆续问世，洋洋大观。

今复有"中医药古籍保护与利用能力建设"之工程，集九省市专家，历经五载，董理出版自唐迄清医籍，都400余种，凡中医之基础医理、伤寒、温病及各科诊治、医案医话、推拿本草，俱涵盖之。

噫！璐既知此，能不胜其悦乎？汇集刻印医籍，自古有之，然孰与今世之盛且精也！自今而后，中国医家及患者，得览斯典，当于前人益敬而畏之矣。中华民族之屡经灾难而益蕃，乃至未来之永续，端赖之也，自今以往岂可不后出转精乎？典籍既蜂出矣，余则有望于来者。

谨序。

第九届、十届全国人大常委会副委员长

许嘉璐

二〇一四年冬

王 序

　　中医学是中华民族在长期生产生活实践中，在与疾病作斗争中逐步形成并不断丰富发展的医学科学，是中国古代科学的瑰宝，为中华民族的繁衍昌盛作出了巨大贡献，对世界文明进步产生了积极影响。时至今日，中医学作为我国医学的特色和重要医药卫生资源，与西医学相互补充、相互促进、协调发展，共同担负着维护和促进人民健康的任务，已成为我国医药卫生事业的重要特征和显著优势。

　　中医药古籍在存世的中华古籍中占有相当重要的比重，不仅是中医学术传承数千年最为重要的知识载体，也是中医为中华民族繁衍昌盛发挥重要作用的历史见证。中医药典籍不仅承载着中医的学术经验，而且蕴含着中华民族优秀的思想文化，凝聚着中华民族的聪明智慧，是祖先留给我们的宝贵物质财富和精神财富。加强对中医药古籍的保护与利用，既是中医学发展的需要，也是传承中华文化的迫切要求，更是历史赋予我们的责任。

　　2010 年，国家中医药管理局启动了中医药古籍保护与利用能力建设项目。这既是传承中医药的重要工程，也是弘扬优秀民族文化的重要举措，不仅能够全面推进中医药的有效继承和创新发展，为维护人民健康做出贡献，也能够彰显中华民族的璀璨文化，为实现中华民族伟大复兴的中国梦作出贡献。

相信这项工作一定能造福当今，嘉惠后世，福泽绵长。

国家卫生和计划生育委员会副主任

国家中医药管理局局长

中华中医药学会会长

王国强

二〇一四年十二月

马 序

新中国成立以来，党和国家高度重视中医药事业发展，重视古籍的保护、整理和研究工作。自 1958 年始，国务院先后成立了三届古籍整理出版规划小组，分别由齐燕铭、李一氓、匡亚明担任组长，主持制订了《整理和出版古籍十年规划 (1962—1972)》《古籍整理出版规划（1982—1990)》《中国古籍整理出版十年规划和"八五"计划（1991—2000)》等，而第三次规划中医药古籍整理即纳入其中。1982 年 9 月，卫生部下发《1982—1990 年中医古籍整理出版规划》，1983 年 1 月，中医古籍整理出版办公室正式成立，保证了中医古籍整理出版规划的实施。2002 年 2 月，《国家古籍整理出版"十五"(2001—2005）重点规划》经新闻出版署和全国古籍整理出版规划领导小组批准，颁布实施。其后，又陆续制定了国家古籍整理出版"十一五"和"十二五"重点规划。国家财政多次立项支持中国中医科学院开展针对性中医药古籍抢救保护工作，文化部在中国中医科学院图书馆专门设立全国唯一的行业古籍保护中心，国家先后投入中医药古籍保护专项经费超过 3000 万元，影印抢救濒危珍、善、孤本中医古籍 1640 余种，开展了海外中医古籍目录调研和孤本回归工作。2010 年，国家财政部、国家中医药管理局安排国家公共卫生专项资金，设立了"中医药古籍保护与利用能力建设项目"，这是继 1982～1986 年第一批、第二批重要中医药古籍整理之后的又一次大规模古籍整理工程，重点整理新中国成立后未曾出版的重要古籍，目标是形成并普及规范的通行本、传世本。

为保证项目的顺利实施，项目组特别成立了专家组，承担咨询和技术指导，以及古籍出版之前的审定工作。专家组中的许多成员虽逾古稀之年，但老骥伏枥，孜孜不倦，不仅对项目进行宏观指导和质量把关，更重要的是通过古籍整理，以老带新，言传身教，培养一批中医药古籍整理研究的后备人才，促进了中医药古籍保护和研究机构建设，全面提升了我国中医药古籍保护与利用能力。

作为项目组顾问之一，我深感中医药古籍保护、抢救与整理工作的重要性和紧迫性，也深知传承中医药古籍整理经验任重而道远。令人欣慰的是，在项目实施过程中，我看到了老中青三代的紧密衔接，看到了大家的坚持和努力，看到了年轻一代的成长。相信中医药古籍整理工作的将来会越来越好，中医药学的发展会越来越好。

欣喜之余，以是为序。

中国中医科学院研究员

马继兴

二〇一四年十二月

校注说明

　　《沈芊绿医案》，沈金鳌著。沈金鳌，字芊绿，号再年，晚号尊生老人，生于清康熙五十六年（1717），卒于乾隆四十一年（1776），江苏无锡城内西水关堰桥人。初习儒业，博览典籍，工诗文，兼喜医家言，所著有《尚书随笔》等。乾隆年间中举，候选训导。至中年，犹屡试不中，遂矢志攻医，而以医名于世。其医传自叶天士同门后学孙庆曾，未几即颇擅医名，于临证各科均甚精通，《本草思辨录》《冷庐医话》《评琴书屋医略》《时方妙用》等时贤著作对其多有称述。沈氏又殚心纂述，研习《灵》《素》、仲景之学及仲景以下历代名家，互相参订，采撷成编，名曰《杂病源流犀烛》。《清史稿·艺文志》录之，曰："杂病源流三十卷，沈金鳌撰。"其弟子官江苏布政使者，沈氏逝世后，为刊遗书七种，《脉象总类》一卷、《诸脉主病诗》一卷、《杂病源流犀烛》三十卷、《伤寒论纲目》十八卷、《妇科玉尺》六卷、《幼科释谜》六卷、《要药分剂》十卷，共七十二卷，总其名曰《沈氏尊生书》。内容赅博，论述亦精，颇有发明，影响甚大。

　　《沈芊绿医案》内题"沈芊绿先生医案"，据此，该书或为其弟子所辑。成书年代不明，因未编入《沈氏尊生书》而不受人关注，流布不远。该书现存润德堂抄本，藏江苏省镇江市图书馆，不分卷，字迹清晰，保存完好。

　　《沈芊绿医案》记载沈金鳌治疗寒热、风温、湿温、春温、冬温、暑、暑风、湿、汗、疟、瘾疹、风痧、黄疸、呕吐、吞酸、哕、噫、郁、噎膈关格、痞满积聚、食伤、酒伤、肿胀、淋浊、遗精、痔、瘰疬、痰饮、经漏崩带、胎前、产后、幼科等内科、外科、妇科及儿科验案凡 547 案，后另附单方 4 条，保存了沈氏的用药理念和特色，可与其理论著述相印证，并体现其对民间单方验方的留意，具有较高的学术价值。

本次整理以江苏省镇江市图书馆藏润德堂抄本为底本，具体校注方法如下。

1. 此次整理本书未发现其他版本，暂定孤本，故全书可疑之处均不擅改，在校注中作适当考证，以申述怀疑的理由。

2. 采用简体横排形式，用新式标点，对原文重新加以句读。

3. 凡底本中繁体字、俗字、异体字、古字予以径改，不出注。底本中通假字，原文不改，于初见处出注说明。难字、生僻字酌加注释。

4. 凡底本中错字、别字属点画之误者，如"日""曰"混淆，"己""巳"不分，皆径改，不出校记。

5. 因原著医案之间没有任何标志，难免混同不辨，颇不利于阅读应用，故每案之间均空一行，以示区别。

6. 书中药物名不规范者，除异名外，均以规范药物名律齐。

7. 原书卷首题有"沈芊绿先生医案"，今删去。

8. 原文中所涉人名、药名、专业术语等，较为生疏者出注说明。

9. 某些习见词，在本书中有特殊用法，辞书中虽不载，然为相关语言论著所考证过者，则适当引用例证予以说明。前人未考释过的词语或词语的特殊用法，则作必要的考释予以说明。

10. 原文中典故生僻疑难者注其出处，并释义。

11. 原文中引用前代文献，引用与原文有出入者，用"语本"出注说明。凡本书引录他书文献，虽有删节或缩写，但不失原意者；或窜改较多，且有损文义者，以及具体史实，如人物、地点、年代等记述的明显错误者，均不擅改，用"语本"出注说明。

目 录

寒　热

潮热脉数，由于阴虚。
　　青蒿梗　丹皮　川石斛　白茯苓　陈皮　谷芽

脉弦细，营血久虚，阴亏发热。
　　制首乌　茯神　酸枣仁　当归身　白芍　阿胶　陈皮
炙甘草

阴虚，五心烦热，脉小弱。
　　大生地　丹皮　茯苓　山药　地骨皮　麦冬

阴虚寒热，大便溏泄，色白脉微，恐成虚怯。
　　野於术①　山药　白芍　茯苓　炒归身　建莲肉
陈皮

色黄脉虚，发热畏寒，恐成童劳②。当归建中汤加
茯苓。
　　当归　黄芪　芍药　桂枝　甘草　饴糖　姜　枣

阳维为病，苦寒热，宜以辛甘和阳。
　　当归建中汤。

---

　① 於术：浙江於潜出产的白术。
　② 童劳：童子痨。

跌仆而始，发为寒热，每至三月受伤之时则发，此是瘀积。

二原生地　归尾　桃仁　赤芍　淮牛膝　炙甘草

风　温

湿痰之作盛，冬令风温，发热汗出，咳而溏泄，拟治肺胃。

杏仁　桑白皮　连翘心　桔梗　川厚朴　半夏曲　茯苓块　橘红

风温咳嗽而热。

大豆黄卷　杏仁　连翘心　茯苓　桔梗　半夏曲　橘红　枇杷叶

风温咳嗽。

川贝母　杏仁　桑叶　茯苓　南沙参　玉竹　连翘

风温，发热而咳。

杏仁泥　桑叶　玉竹　川贝母　连翘　桔梗　陈皮　天花粉

风温发热，咳嗽声嘶，火郁于上。

杏仁　桑叶 经霜者佳　连翘心　川贝母　射干　桔梗　生甘草

脉右数左虚，阴亏之体，触受风温，咳嗽龈肿。

甜杏仁　茯苓　连翘心　川贝母　枇杷叶　桑叶　南沙参　金石斛

咳嗽，右脉弦长，虽曰风温，恐动络血。

甜杏仁　南沙参　天花粉　茯苓　川贝母　肥玉竹　甜梨皮

风温，咳嗽失音，恶寒。

杏仁　桑白皮　桔梗　川贝母　连翘　大豆黄卷　苏梗　橘红

风温寒热。

玉竹　大豆黄卷　连翘　嫩苏梗　茯苓　广皮

风温，内热外寒。

玉竹　大豆黄卷　连翘　桔梗　枳壳　嫩苏梗　广皮

风温，憎寒发热，口干脘闷，脉数右大。

杏仁　大豆黄卷　连翘　桔梗　枳壳　天花粉　陈皮

风温外感，右寸脉数。

杏仁　大豆黄卷　连翘　桔梗　川贝母　枳壳　橘红　芦根

冬令风温之邪。

玉竹　牛蒡子　马勃　连翘　川贝母　枳壳　桔梗　薄荷

风温喉痛。

杏仁　牛蒡子　连翘　桔梗　江枳壳　川贝母　薄荷

风温发热，脘闷便溏，邪传于里。

六神曲　黄芩　赤芍　桔梗　桑白皮　陈皮　白茯苓

风温，发热脘闷，头面游风红肿。

羚羊角　连翘　荆芥　赤芍　枳壳　桔梗　厚朴　陈皮

少阳风温，耳前发疡。

羚羊角　连翘　赤芍　桔梗　川贝母　黑山栀　甘草

新感风温，触动麻痹旧疾，外发瘾疹瘙痒，宜清透方。

羚羊角　蝉蜕　连翘　玉竹　牛黄子　桑叶　桔梗

风温夹食。

连翘　竹叶心　杏仁　大豆黄卷　陈皮　莱菔子　楂炭　六神曲　厚朴

风温夹食，汗虽出而痞闷未通，病重于里。

竹叶心　黄芩　茯苓　六神曲　白通草　厚朴　陈皮

湿　温

湿温初起，浊邪闭塞。太乙丹。

麻黄　雄黄　大黄　藿香　苏叶　川乌　细辛　升麻
桔梗　广皮　香附　鬼箭羽　丹参　雌黄　苍术　木香
半夏　麝香　山慈菇　大戟　银花　五倍子　赤豆　千金
子　滑石　劈砂　山豆根

糯米粉为丸。

湿温时邪，发热自利，重证也。

黄芩　连翘　大豆黄卷　老苏梗　茯苓　陈皮　炒
六曲

湿温在中焦，胸脘气胀。

藿香　兰草　制半夏　茯苓　陈皮　厚朴

湿温时邪。

杏仁　连翘　飞滑石　川朴　茯苓　陈皮　制半夏

湿温时邪，呃逆泄泻。

茯苓　陈皮　川朴　制半夏　藿香　黄芩　神曲

湿温时邪，舌白脉软。

生香附　陈皮　杏仁　姜半夏　茯苓　老苏梗　厚朴

湿温时邪，胸痞舌白。

枳壳　连翘　杏仁　陈皮　黑山栀　大豆黄卷　川朴
桔梗

湿温五日，发热无汗，宜疏其表。

竹叶心　薄荷　连翘　大豆黄卷　枳壳　厚朴　桔梗
陈皮

湿温时邪，舌黄脉软，发热瞀闷①，邪郁中焦，恐其
痉厥。

竹叶心　连翘　杏仁　生香附　老苏梗　川朴　陈皮
大腹皮

湿温战汗，余邪未尽，目黄脉软。

杏仁　连翘　桔梗　天花粉　川朴　陈皮　谷芽

湿温之菀②，防其昏冒。

藿香　连翘　竹叶心　杏仁　黄芩　陈皮　厚朴　飞
滑石　槟榔

---

① 瞀（mào冒）闷：昏昧而烦闷。
② 菀：通"蕴"，郁结。《素问·生气通天论》："大怒则形气绝，而血
菀于上，使人薄厥。"

目黄脉软，湿温之病。

茅术　厚朴　制半夏　茯苓　橘红　香附子　滑石

湿温病。

川萆薢　黑山栀　陈皮　川朴　生香附　茯苓

目黄舌白，脉软，湿温之邪，寒热间日如疟。

川桂枝　茯苓　川朴　陈皮　川通草　杏仁　黄芩

湿温之邪，恶寒发热。

连翘　鲜薄荷叶　黑山栀　桔梗　茯苓　大豆黄卷
橘红

阴虚之人，感湿温之邪，脉濡数，脘闷口干，身不热
而躁烦，邪郁不达，重症也。

竹叶心　连翘　山栀子　麦冬　生香附　茯苓　陈皮
神曲

湿温之郁，目黄脉软，病将一月，及增呃逆，此为
病进。

草果仁　黄芩　肥知母　大白芍　茯苓　川朴　生姜
制半夏

湿温重候。

草果仁　黄芩　厚朴　槟榔　广藿香　茯苓　甘草

杭白芍

春　温

春温，振寒①不热，脉沉，舌白如粉，邪郁于内。

葱白　淡豆豉　杏仁　桔梗　茯苓　半夏曲　橘红

春温，病肺中郁邪，恶寒体倦。

葱白　淡豆豉　玉竹　茯苓　橘红　炒归身

春温，咳嗽恶寒。

甜杏仁　枇杷叶　桑叶　玉竹　川贝母　南沙参
茯苓

春温咳嗽，脉弦数。

杏仁　枇杷叶　桑叶　川贝母　橘红　南沙参　茯苓

春温夹食，恶寒脘闷。

大豆黄卷　半夏曲　厚朴　陈皮　枳壳　川通草
茯苓

春温，上焦郁热。

生甘草　桔梗　薄荷　天花粉　川贝母　连翘

---

① 振寒：寒颤。

春温之邪客于肺，咳嗽咽痛。

生甘草　桔梗　甜杏仁　连翘　川贝母　茯苓　橘红

春温咽痛，憎寒发热。

牛蒡子　连翘　薄荷　枳壳　川贝母　桔梗　陈皮

温邪内郁，憎寒发热，误服辛热升燥之药，以致咽肿吐血，拟清解之。

犀角　连翘　丹皮　元参心　川贝母　桔梗　生甘草

春温，发热之后，阳明失和，中脘气滞。

黄芩　桔梗　枳壳　甜杏仁　川厚朴　陈皮　麦芽

温邪发热，胸痞自利，势将昏陷①。

黄芩　大白芍　枳壳　桔梗　六和曲②　茯苓　陈皮

春温，发热自利。

京赤芍　黄芩　桔梗　江枳壳　连翘　嫩苏梗　茯苓
陈皮

春温发热，胸闷便溏，舌黄脉数，阳明里病。

枳壳　黄芩　桔梗　川贝母　茯苓　陈皮　连翘　焦

---

① 昏陷：邪陷而神昏。
② 六和曲：疑为六神曲。

神曲

舌粉白，脉小口干，胸痞自利，寒热温邪入募原，势欲昏陷，可危也。

草果　黄芩　川朴　杭白芍　茯苓　陈皮　神曲　姜半夏

春温病，下之后气痞胸中。

黄连　黄芩　半夏　淡干姜　生姜　炙草　茯苓

发热胸痞，大便不实，议①生姜泻心汤。

黄连　黄芩　人参　制半夏　炙草　生姜　茯苓

发热，胸痞自利，温邪内陷，气上奔迫，恐其昏厥。

黄连　黄芩　半夏　生姜　白茯苓　炙草　陈皮

温邪发瘀不透。

牛蒡子　蝉蜕　枳壳　陈皮　连翘心　薄荷　桔梗芦根

温邪发黄，胸痞，自利，呃逆，正虚邪陷，殊②为可危。

---

①　议：宜用。
②　殊：甚。

茵陈五苓散去桂加小丁香、陈皮。

冬　温

干咳吐血，脉数而虚，冬温之邪未清，阴气先虚。
甜杏仁　玉竹　南沙参　川贝母　茯苓　鲜湖藕

冬温，咳嗽干呕，火郁于上。
甜杏仁　枇杷叶　川贝母　南沙参　川石斛　茯苓
橘红

冬温，内热外寒，咳嗽吐血。
甜杏仁　玉竹　川贝母　南沙参　茯苓　细生地
芦根

肺经冬温，发热咳嗽，喉痛失音。
甜杏仁　川贝母　生甘草　桔梗　桑叶　连翘　茯苓
芦根

冬温，发热咳嗽。
杏仁　陈皮　连翘心　天花粉　川朴

冬温郁热。
葱白　甜杏仁　玉竹　连翘　茯苓　天花粉

冬温，发热恶寒，脉沉小而数，面红，内兼阴虚，邪郁不达。

葱白　淡豆豉　玉竹　连翘　天花粉　桔梗　陈皮

　　寒栗而振，不发热，头眩，两肩臂痛，肛中痛。冬温火郁于内，恐其为晕。

葱白　淡豆豉　玉竹　黄芩　嫩桑枝　归身　橘红

　　冬温，内热外寒。

葱白　淡豆豉　玉竹　川贝母　桔梗　江枳壳　陈皮
桑白皮

　　右寸脉数，冬温，肺气不清，咳嗽声嘶。

葱白　淡豆豉　甜杏仁　玉竹　桔梗　川贝母　嫩苏
梗　连翘

暑

暑温伏邪。

生香附　荷叶　厚朴　藿梗　六神曲　宣木瓜　赤苓
陈皮

　　中焦暑湿，气机不宣。

广藿香　木瓜　川朴　茯苓　陈皮　杏仁　麦芽

　　暑湿，发热脘闷，腹痛泄泻。

竹叶心　生香附　滑石　藿梗　木瓜　川朴　茯苓

陈皮

暑湿，发热脘闷，舌白脉软。

竹叶心　连翘　大麦冬　茅术　半夏曲　茯苓　川朴
陈皮

湿暑在上，头痛呕恶，胃中清气不升。

鲜荷叶　生香附　半夏　茯苓　厚朴　飞滑石　橘红
甘草

伏暑。

飞滑石　杏仁　草果　川朴　藿香　茯苓　陈皮

暑湿伏邪。

香薷　杏仁　草果　滑石　半夏　茯苓　川朴　陈皮

暑湿，伏邪未尽，中焦之气尚阻。

制半夏　茯苓　川通草　白檀香　陈皮　白蔻仁
川朴

阴暑，腹痛脉沉。

来复丹

玄精石　硫黄　硝石　青皮　陈皮　五灵脂

遗精，胸痞闷，头胀足酸，不渴，手足厥冷，脉沉。

阴暑，先宜通阳，来复丹十五粒。

暑　风

暑风，发热咳嗽，腰痛足冷，阴亦不足。

枇杷叶　杏仁　南沙参　橘红　半夏曲　茯苓　连翘心

暑风之感，发热咳嗽。

藿香　杏仁　桔梗　薄荷　连翘　半夏　茯苓　陈皮

薄暮①往来寒热，咳嗽脘闷，舌黄脉数，暑风之郁。

藿香　香薷　杏仁　桔梗　苦薄荷　茯苓　陈皮　枇杷叶　川朴　肥知母　川贝母

暑风所伤，肺失宣泄。

藿香　香薷　杏仁　川贝母　飞滑石　茯苓　橘红荷叶边

湿

脉数舌黄，湿温之郁，中焦清浊之气混淆。

焦白术　川朴　制半夏　橘红　藿香　茯苓　白通草葛花

---

① 薄暮：时近傍晚。

脉右大而数，中焦有湿热。

真半曲　茯苓　陈皮　川朴　麦芽　川通草　枳壳

连翘　桔梗

脉右大左软，丰厚之躯，长夏湿热内盛。

焦白术　制半夏　茯苓　川石斛　苡仁　木瓜　橘红

中焦湿热。

川草薢　茯苓　川朴　香附子　广皮　木瓜

中焦湿热。

川草薢　杏仁　半夏曲　茯苓　橘红　厚朴　益智仁

中焦湿浊之邪阻滞胃中清气。

杏仁　茯苓　白蔻仁　老苏梗　麦芽　制半夏　川朴

橘红

湿上盛为热，脉右大而软，头胀，齿痛，咽痛，肺胃

湿热所蒸。

桑白皮　连翘心　桔梗　橘红　薏苡仁　甘草　茯苓

湿热，面黄脉数。

绵茵陈　川草薢　赤苓　苡仁　广皮　白通草　川

黄连

面黄脉数，中焦积湿。

茵陈五苓散去桂，加厚朴、橘红、黑山栀。

中焦湿热，脘胀溲赤。

西茵陈　茯苓　泽泻　川朴　白檀香　六神曲　广皮
川通草

中焦寒湿。

焦白术　茯苓　淡干姜　枳实　川朴　橘红

胃中寒湿。

焦白术　制半夏　茯苓　橘红　老吴萸　淡干姜

汗

入房汗出中风，则为内风。

黄芪　防风　茯苓　橘红　归身　久蒸於术

湿痰上盛，脉软，脘闷自汗。

制半夏　麦冬　茯苓　橘红　枣仁　远志炭　左
牡蛎①

阴虚内热，盗汗出，脉数。

炙甘草　淮小麦　大生地　茯神　大枣　当归身　牡

① 左牡蛎：左顾牡蛎，即牡蛎。

丹皮

脉弦数，久嗽汗泄，恶风恶寒，腠理疏也。

炙甘草　淮小麦　大麦冬　茯神　大枣　大熟地　北五味

七情之菀，痰火上升，咳嗽无寐，畏寒汗泄。

炙甘草　淮小麦　当归身　朱染麦冬　大枣　茯神　橘红

心悸，盗汗，营血不足。

炙甘草　淮小麦　左牡蛎　归身　白芍　大枣　茯神

疟

伏暑发疟，舌灰白，脉弱。

柴胡　黄芩　制半夏　炙甘草　川朴　茯苓　橘红　生姜　大枣

温邪寒热，间日如疟。

柴胡　黄芩　天花粉　厚朴　茯苓　陈皮　六神曲

疟后舌黄，脉沉，头痛脘闷，中焦尚有湿热。

藿香　厚朴　茯苓　半夏曲　陈皮　谷芽

暑湿在中焦，郁而为疟，目黄舌白，脉不弦，阳明为病。

藿香　竹叶心　橘红　茅术　茯苓　川朴　连翘心
半夏

湿热之疟，目黄脉软。
藿香　草果　肥知母　法半夏　赤苓　川朴　橘红

湿温成疟。
藿香　草果　黄芩　半夏曲　茯苓　川朴　陈皮

瘅疟热少，谷不能食，宜和阳明。
半夏曲　茯苓　广皮　桔梗　益智仁　谷芽

间日发疟，遍身浮肿生疮，湿热之菀。
五苓散去术，加大腹皮、萆薢、川朴、陈皮。

疟后营卫不和，寒热频发，脉弦数。
何首乌　炙鳖甲　生香附　归身　白芍　炙甘草　茯
苓　生姜　大枣

三疟①。脉弦色白，脘闷不通，正气已虚，伏邪未尽。
制首乌　炙鳖甲　归身　姜半夏　茯苓　川朴　橘红

---

① 三疟：疟疾中的一种，又称三日疟，亦称三阴疟，指疟之三日一发
者。

炙甘草　大枣　生姜

　　三疟发于阴，愈后脉尚见弦，恐暑湿触之复发，治法宜和营卫，就本质论，更以营阴为重。
　　制首乌　炙鳖甲　归身　蒸於术　半曲　茯苓　陈皮炙甘草

　　寒热三日一发，脉濡弱，邪客脊膂，是疟也。
　　当归建中汤。

　　疟后湿热未去，中焦不和。
　　焦白术　茯苓　陈皮　炙甘草　归身　左牡蛎　白芍青皮

　　疟后阳明痰浊与气胶结①，而成痞在中脘，郁怒则胀，肝胃为病。
　　焦白术　茯苓　白芥子　生姜　法半夏　橘红　瓦楞子

　　疟母结在胁下，妨碍饮食，攻之则成中满。
　　焦白术　茯苓　炒归身　白芍　莱菔子　麦芽　生香附　青皮　炙甘草　广木香

---

　　①　胶结：紧密地纠缠在一起。

疟母结于左胁，腹胀妨食，肝脾为病。

制首乌　蒸於术　茯苓　枣仁　远志　杭白芍　归身
广木香　炙草　桂圆肉

另服鳖甲煎丸，方列于下：

鳖甲　乌扇　黄芩　柴胡　鼠妇　赤硝　桃仁　干姜
大黄　芍药　桂枝　葶苈　蜣螂　石韦　朴①　丹皮　瞿
麦　紫葳　人参　半夏　䗪虫　阿胶　蜂窠　煅灶心土
《千金方》有海藻、大戟，无赤硝、鼠妇

瘾　疹

风湿相抟②，瘾疹瘙痒。

连翘　蝉蜕　牛蒡子　桔梗　荆芥　赤芍　苍耳子

风湿相抟，发为瘾疹，脘闷溏泄。

大力子　蝉衣　防风　生香附　茅术　川朴　茯苓
陈皮

风湿相抟，皮肤瘾疹。

牛蒡子　连翘　蝉衣　霜桑叶　桔梗　小胡麻　赤芍

风湿相抟，瘾疹瘙痒。

制首乌　黄芪　桑叶　小胡麻　蒸於术　防风　茯苓

---

① 朴：《金匮要略·疟病脉证并治》作"厚朴"。
② 抟（tuán 团）：结聚。

杜橘红

风　痧

风痧未透。

蝉衣　荆芥　牛蒡子　连翘心　桔梗　川贝母

黄　疸

湿热，将成黄疸。

茵陈五苓散去桂，加川朴、陈皮、六神曲。

暮年之人，隆冬发黄，阳气周密之时，恐邪不泄越，转成黑疸。

茵陈五苓散加生姜。

黄疸日久，恐其额黑腹满。

茵陈五苓散去术，加生姜、香附、陈皮。

湿热蒸郁，发黄脉数。

茵陈五苓散去术，加生香附、黑山栀、陈皮、六神曲。

湿热之郁，发为谷疸。

茵陈五苓散去术，加连翘、川朴、陈皮、六曲。

湿热之郁，将成黄疸。

西茵陈　茯苓　山栀子　飞滑石　厚朴　香附子　陈皮　川通草

脘闷发黄，湿热之郁。

山茵陈　茯苓　山栀炭　飞滑石　川朴　生香附　陈皮

黄疸。

茵陈蒿汤。

黄疸，腹满者不治，病已二载有余，药恐难效。猪膏发煎。

猪膏　乱发

圊血①而始，发为黄疸，百日有余不愈，颧额色晦，恐有腹满或黑疸之传。

人参　焦白术　茯神　枣仁　远志炭　广木香　炙甘草　茵陈　桂圆肉

中虚发黄，土不生金，兼有久咳。归脾丸。

人参　白术　茯神　枣仁　炙甘草　龙眼　黄芪　当归　远志　木香　大枣　生姜

① 圊（qīng 青）血：大便下血。

黑疸属于阴，疏利中焦，徒伤正气，遵古法用金匮肾气丸，佐以猪膏发煎_{金匮肾气丸见肿胀门}。

呕　吐

肝阳上升，心嘈脘闷干呕。

焦白术　制半夏　茯苓　橘红　生香附　炒枳实

痰热在上，易于呕恶。

竹茹　枳实　制半夏　茯苓　橘红　六神曲　麦芽
生姜

中焦湿热，干呕脉数。

黄连　乌梅　制半夏　茯苓　陈皮　生姜　生谷芽

肝胃为病，胸腹痛胀，呕吐，宜以苦辛泄邪。

黄连　淡吴萸　淡干姜　制半夏　茯苓　陈皮

肝阴不足，厥气上升，妨食心嘈，呕恶脉沉。

黄连　吴萸　淡干姜　制半夏　茯苓　乌梅　橘红

呕逆日久，已成胃反①。

黄连　淡干姜　川椒　乌梅　茯苓　枳实　白芍

---

① 胃反：反胃。

胃中寒饮，肝气挟之，而呕逆瞀闷。

黄连　淡吴萸　川椒　乌梅　人参　蒸於术　陈皮
六神曲　白芍

水入即吐，名曰水逆。
五苓散加椒目、干姜。

吞　酸

湿热之郁，吞酸，右寸关脉数大。
黄连　生於术　制半夏　茯苓　橘红　白芥子　生姜

胃中湿热之积，呕吐酸水，右关脉弦大。
黄连　淡干姜　茅术　制半夏　茯苓　橘红　麦芽

胃中湿热，吞酸呕恶。
黄连　淡干姜　枳实　竹茹　制半夏　茯苓　橘红

胃气上逆为哕。
旋覆花　代赭石　半夏曲　茯苓　陈皮　淡姜渣

病深者其声哕，今呃逆已十日矣，势非轻浅。
旋覆花　代赭石　半夏曲　川朴　杏仁　生姜

病深者其声哕，呃逆不已，入肾殆矣。
淡干姜　川附子　炙甘草　焦白术　柿蒂　公丁香

哕

小丁香　柿蒂　茯苓　陈皮　上沉香　生姜

噫

右关脉沉，左寸关弦，肝气上逆，中焦之气不降，乃为噫。

旋覆花　代赭石　半夏曲　茯苓　陈皮　沉香汁

肝胃为病，痰气凝滞，上为噫气，脉沉软，拟用旋覆代赭汤。

旋覆花　代赭石　制半夏　茯苓　橘红　沉香汁

噫气，胸膈痞塞，浊邪上升，阻碍清气。

旋覆花　代赭石　制半夏　茯苓　陈皮　生姜　沉香汁

噫气，五六年不愈，脐上积气跳动，时呕清水。

炒熟地　老山沉香　左牡蛎　当归身　制半夏　茯苓　橘红　炙粉草

郁

脉弦长，头胀恶风，胸脘气滞，易于悲思忧虑，此九气①之菀也。

越鞠丸。

七情之郁，气机不利，脉不流畅。

炒茅术　生香附　黑山栀　白芍　茯神　远志炭　炒归身　砂仁壳

情志之郁，五志之火不宁，将来有痰气迷惑之证，拟通郁之法。

茅术炭　生香附　黑山栀　茯神　枣仁　归身　远志炭　白芍　左牡蛎　六曲

打浆为丸。

九气之郁，脉亦少流利之象。

茅术　生香附　黑山栀　茯神　远志炭　橘红　真半曲

痰气火三者皆郁，拟逍遥散加减。

柴胡　归身　白芍　茯神　生香附　黑山栀　橘红　砂仁

六脉皆弦，肝气之郁，拟逍遥散加减。

柴胡　归身　白术炒　白芍　茯神　生香附　鲜橘叶

---

① 九气：九种气病。出《素问·举痛论》。

七情之菀，肝脏之气不能条达，脉涩舌黄。

焦白术　茯神　枣仁　归身　杭白芍　生香附　鲜橘叶　石决明

肝木之菀，伤及脾土，食减，口干喜饮，腹胀溏泄，木中有火也。

久蒸於术　茯神　枣仁　远志炭　归身　杭白芍　炙甘草　广木香　龙眼肉　山栀　牡丹皮　六神曲

打浆为丸。

脉弦虚，九气之菀，咳嗽胁痛，拟治肝肺。

旋覆花　青葱　新绛　川贝　茯苓　鲜橘叶

噎膈关格

色黄，左脉弦长，中虚之体，肝木上僭①，渐成膈气。

人参　枳实　白芍　制半夏　白茯苓　炙甘草　生姜

津液不降，化痰上阻咽嗌②，食减便燥，成为关格。

旋覆花　瓜蒌仁　川贝母　白芥子　蛤粉　青黛　橘红

---

① 僭（jiàn 见）：超越本分。这里义为"犯"。
② 嗌（yì 益）：咽喉。

湿痰与肝气上逆，胸膈不利，发为噎病，面黄，脉弱而有歇止，病深痼矣。

瓜蒌子　薤白　制半夏　人参　茯苓　淡干姜

噎病，非老年所宜，甚难脱体。

薤白　瓜蒌子　制半夏　茯苓　陈皮　炙甘草　生姜

气逆痰升，将成噎病。

黄连　淡吴萸　淡干姜　制半夏　茯苓　橘红

食入即吐，形疲脉空，已成噎膈。

黄连　吴萸　淡干姜　乌梅炭　姜半夏　白云苓　橘红

噎膈垂成，药难效也。

黄连　吴萸　白芥子　制半夏　茯苓　橘红　生姜

三阳结谓之鬲①，津液不布，气逆不降，贲门、幽门、阑门皆闭，病斯成矣。

黄连　淡吴萸　淡干姜　郁李仁　茯苓　制半夏　橘红

噎病，由于七情所伤，药所难疗，入春必日重矣。

---

① 三阳结谓之鬲：语本《素问·阴阳别论》。鬲，同"隔"。

黄连　淡吴萸　石决明　白芍　归身　制半夏　茯苓
橘红

气逆痰凝，贲门不利，渐成噎膈。
黄连　淡吴萸　小条参　制半夏　茯苓　橘红　淡
姜渣

肝气凌胃，中脘痞满，大便秘结，恐成噎膈。
制半夏　生白蜜　生姜

噎病，由气血凝结，贲门不利，病不能愈。
制半夏　生白蜜　生姜　茯苓　橘红

呕痰妨食，形疲脉虚，已成关格。
旋覆花　代赭石　制半夏　白茯苓　橘红　生姜

噎病，非晚年所宜，以病在七情也。
旋覆花　代赭石　制半夏　茯苓　橘红　生淡干姜

噎膈，痰气上壅，必宜断酒。
旋覆花　代赭石　制半夏　茯苓　橘红　生淡干姜
炒谷芽

肝伤失血之后，停瘀病噎，此非轻恙。
旋覆花　青葱　新绛　柏子仁　归身　鲜藕

胸中痞胀妨食，大便秘结，脉弦，已成噎膈。

细生地　生姜　归身　白芍　柏子仁　黑山栀　陈皮
沉香汁

噎病，三关不通，宜用润下。

大生地　生姜渣　枇杷叶　柏子仁　归身　橘红

中焦气伤，势将关格。

大生地　生姜　柏子仁　归身　制半夏　茯苓　橘红

噎病，九阅月①矣，形疲舌红，阴涸枯。

大生地　生姜　柏子仁　归身　杭白芍　茯苓　橘红

七情之伤，已成噎膈。

大生地　生姜　枇杷叶　柏子仁　茯苓　炒归身
橘红

气阻贲门，津液不布，上为噎食，下为大便秘结，舌
干红滑，左关脉弦大，张鸡峰②所谓神思间病，最不易治
者也。

大生地　生姜　枇杷叶　柏子仁　归身　云茯神　橘

---

① 九阅月：经过九个月。阅，经过。
② 张鸡峰：即张锐，宋代人，著有《鸡峰普济方》。

红　人乳

关格，非暮年所宜。

枇杷叶姜汁炒　杵头糠　桔梗　川贝母　白茯苓　橘红

食入呃逆，不得过贲门，因而呕吐，舌白脉弦，是肝虚噎膈。

枇杷叶　生姜　杵头糠　荜澄茄　橘红　炒归身　桃仁泥

噎病，由于七情，最难脱体，脉弦而数，肝气挟痰上升，谷雨节边，恐其增病。

枇杷叶　生姜　杵头糠　荜澄茄　茯苓　制半夏　橘红　左牡蛎

格则吐逆，关则不得小便，晚年得此，大非所宜，耐性静养，俾①肝阳不冲乃佳。

黄连　淡吴萸　生淡干姜　人参　茯苓　白芍　代赭石

痞满积聚

湿热之积，心下痞满，舌红脉濡，恐传单腹胀。

茅山苍术　制半夏　茯苓　杜刮橘红　阳春砂仁　生

---

① 俾（bǐ比）：使。

香附　葛花　淡生姜渣

浊邪闭塞，胸脘痛，势欲厥逆。

生香附　杏仁　江西枳实　茯苓　橘红　紫厚朴　真半夏曲

中气不足，湿浊不化，痞聚胃脘之右，口甘妨食，脉弦软，按之虚，宜补中焦。

人参　焦白术　茯苓　制半夏　橘红　川朴　生香附白通草

心下痞，拟用通阳。

瓜蒌仁　薤白　制半夏　茯苓　橘红　生姜

脉弦，腹左旁结痞，肝气为病。

川萆薢　茯苓　川楝子　青皮　橘核　小茴香　川通草

积滞在右，胁下痛胀，舌干脉数。

川黄连　江西枳实　川朴　陈皮　麦芽　大白芍生姜

脉细弦，痞聚左胁，大如覆杯，肝之积，为肥气①也。

---

① 肥气：五积之一，属肝之积。参见《难经·五十六难》。

羚羊角　钩藤　青皮　归身　杭白芍　云茯苓　白通草

咳逆不得卧，气上冲逆，胸脘痞胀，至暮则甚，脉按之虚，舌色黄白，向来多产，络血必空，肝气易升，而体素丰厚，中焦必有浊邪凝滞，所以薄暮阳气闭则胀，遂升温通补纳，一定之理。

焦白术　茯苓　炮姜炭　肉桂心　橘红　川朴　制半夏

晨服中满分消丸，下午服黑锡丹三十粒。

中满分消丸

厚朴　黄连　半夏　知母　茯苓　干姜　党参　猪苓　炙草　枳实　黄芩　陈皮　泽泻　砂仁　姜黄　白术

蒸饼为丸。

黑锡丹

黑铅　硫黄

心下痞，腹微满，脉弦虚，湿寒之积，不可妄攻。

焦白术　茯苓　炙甘草　生香附　陈皮　青皮　当归身　大白芍

脉右弦长左虚，肝脾为病，脐左成痞，按之筑筑①动气，吞酸食减。

---

①　筑筑：跳动的样子。

久蒸於术　茯苓　真半曲　广皮　归身　白芍　左牡蛎　沉香汁

小时疳积，长而兼入厥阴，腹痛成痞，上冲则厥。
川黄连　大白芍　川椒　乌梅肉　青皮　茯苓　炙甘草　鸡内金

肝气成痞，妨碍饮食。
焦白术　茯苓　陈皮　川椒　乌梅炭　归身　杭白芍

腹满不减，色脉皆虚，拟归脾汤法。
焦白术　白云苓　酸枣仁　远志炭　当归身　小青皮　广木香　炙甘草

晨服资生丸，方列下：
人参　薏苡仁　神曲　扁豆　川朴　茯苓　芡实　甘草　白术　楂肉　橘红　莲肉　山药　麦芽　桔梗　藿香　黄连　泽泻　豆蔻

腹中结痞，脉弦数，面白目青，大便不实，肝脾为病，不可急于攻克，每日早晚服归脾丸三钱，缓缓调之。

食　伤

饮食伤脾，中焦不运。
焦白术　茯苓　陈皮　厚朴　炙甘草　六神曲　麦芽

鸡腽胜①即鸡内金

酒　伤

酒气热质湿，湿归脾，热熏肺，今之腭干发胀，肺受热也。

葛花　茯苓　桑白皮　苡仁　桔梗　橘红　半夏曲

酒伤中虚，将成噎膈。

葛花　枳椇子梗　枇杷叶　半夏曲　茯苓　鲜藕

中焦湿热，妨碍清气，曲蘖之积。

焦白术　制半夏　茯苓　橘红　枳椇子梗　阳春砂仁　木瓜　白檀香

湿热酝酿，成病甚深，必先戒酒，药或有功。

制半夏　茯苓　橘红　薏苡仁　木瓜　生绿豆　枳椇子梗

曲蘖所伤，恐成噎膈。

制半夏　橘红　阳春砂仁　葛花　云苓　宣木瓜　生淡干姜

---

① 腽胜（pí zhì 皮治）：鸟类的胃。

肿　胀

湿热下注，足肿腹满。肾气丸法治其本，煎方以治其标。

粗桂木　汉防己　焦白术　苡仁　茯苓　陈皮

金匮肾气丸

熟地黄　粉丹皮　淮山药　山萸肉　附子　白茯苓　福泽泻　上桂心　车前子　牛膝

咳逆上气，面浮足肿，颈脉动疾，恐成水病。

桑白皮　苡仁　汉防己　生姜皮　陈皮　大腹皮　赤苓皮

水肿初起。

桑白皮　苡仁　川草薢　姜皮　陈皮　猪苓　泽泻　茯苓

风水。

桑白皮　苡仁　生姜皮　大腹皮　通草　茯苓　陈皮

痢后中满，脉沉肢冷，阳不足也。

五苓散加大腹皮、厚朴、生姜_{见呕吐门}。

中满已成，难治。

五苓散加大腹皮、青皮、川厚朴。

足肿腹满，湿热之积。

五苓散加大腹皮、青皮、川朴。

浮肿喘满，严寒之时，阳气不通，恐其喘脱。

五苓散加五味子、陈皮。

目胞浮肿，中虚之人，恐土不制水，成为水病。

五苓散加川附子。

风湿相抟而为浮肿，脉软，宜辛淡通之。

川草薢　苡仁　大腹绒　泽泻　赤苓　姜半夏　橘红

下焦阳虚，足肿，上至阴及腰腹。

川草薢　茯苓　琥珀　川椒目　上桂心　沉香汁

风水。

桑白皮　生苡米　川草薢　赤苓　椒目　车前子　血琥珀　老沉香汁

四肢细，腹胀大，此名单腹胀，难治。

中满分消丸见痞满门。

单腹胀，脉弦神倦，元气向衰，恐不胜此重证。

中满分消丸。

七旬之人，岂能胜此重证？拟与通温。

焦白术　川附子　炮姜炭　茯苓　炙草　官桂　川朴
广木香

肿满而喘，有脱象奈何？

炒松大熟地　丹皮　茯苓　山药　泽泻　北五味子
车前子　牛膝

水肿腹满，拟济生肾气丸。

阳虚咳喘不得卧，浮肿腹满，上脱之证。
济生肾气丸。

咳逆上气，不得卧，足肿，阳虚不摄，久成虚脱。
金匮肾气丸。

高年中满，药所难效。
金匮肾气丸。

痞散成中满，形羸气喘，脉弦，元气内伤，不能
御病。
金匮肾气丸。

水肿，议丹溪小温中丸。

小温中丸

白术　陈皮　甘草　香附子　黄连　白茯苓　制半夏

炒六曲　苦参　铁砂

痰　饮

痰气上壅，拟利肺法。

杏仁　苏子　桑白皮　茯苓　橘红　蛤粉　沉香汁

痰气之郁，咽噎不利，肝肺为病，久则为瘿，及为梅核气。

旋覆花　北沙参　瓜蒌子　橘红　茯苓　海浮石　川贝母

胃中痰浊，气机阻滞。

益智仁　生谷芽　川朴　茯苓　制半夏　陈皮　生姜

中虚，痰饮之积，脉有弦象，肝气亦不和。

蒸於术　茯苓　真半夏曲　橘红　木瓜　焦谷芽　桔梗　生姜

湿痰之体，中焦气滞，脉软。

茅苍术　生香附　川朴　制半夏　茯苓　陈皮

痰火壅盛于上，健忘言謇①，喜食凉物，口干唇燥，大便秘结，阳明之气闭而为热，拟用下夺。

细生地　川黄连　茯神　远志炭　枣仁　柏子仁　朱染麦冬　橘红

另服礞石滚痰丸。

礞石滚痰丸

青礞石　沉香　黄芩　广木香　川大黄

水饮之积。

云茯苓　淡吴萸

支饮。

焦白术　江西枳实　茯苓　淡干姜　制半夏　杜刮橘红

气机不利，水饮不降，拟外台茯苓饮加减。

生白术　茯苓　炒枳实　生淡干姜　炙草

支饮，脉右偏弦。

焦白术　茯苓　江枳实②　淡干姜　橘红　炙甘草

胸腹痛，目胞下黑，此属痰饮。

---

① 謇（jiǎn简）：迟钝，不顺利。
② 江枳实：江西清江、新余等地出产的枳实。

焦白术　茯苓　江西枳实　制半夏　橘红　淡姜渣

脉参伍不调①，中脘留饮，闭滞胃中清气使然。
川黄连　淡吴萸　生白术　白茯苓　制半夏　橘红
生姜　大枣

中焦积饮。
川黄连　茯苓　生淡干姜　川朴　橘红　制半夏　炒
茅术

左胁下气不流畅，脉滑数，痰饮之积。
川黄连　江枳实　茯苓　川朴　青皮　杭白芍　川
通草

面色鲜明，中有留饮，大凡水饮之积由于阳虚不运，
宜服金匮肾气丸，煎方以理中汤加减。
人参　生於术　淡干姜　茯苓　橘红　白芥子　制
半夏

中虚，湿痰在上，舌白脉软。
久蒸於术　茯苓　制半夏　橘红　湘莲　左牡蛎　白
芥子

---

① 参伍不调：《素问·三部九候论》："参伍不调者病，三部九候皆相
失者死。"

寒饮之积，上为脘痛呕逆。

苓桂术甘汤加制附子。

水饮之积，大小府①皆不通快，胸膈督闷，拟通阳逐水。

苓桂术甘汤加制半夏、皂荚子。

脉滑数浮大，咳逆上气，得食与温则喘气稍平。此中焦阳微，水饮为病，拟温补通阳。

桂苓五味甘草汤。

阳微积饮，宜用温纳，金匮肾气丸主之。

风痰病久，上行空窍，傍②走四末，已及二年，岂能速效？拟指迷茯苓丸。

姜半夏　白茯苓　风化硝　枳壳

姜汁糊丸。

癫　狂　痫

痰阻心包，而成癫疾。

焦白术　制半夏　橘红　茯神　远志炭　石菖蒲　左牡蛎　竹沥　生姜汁

---

① 大小府：府，同"腑"。大府，大肠。小府，膀胱，此处代指大小便。

② 傍：通"旁"。《说文》："傍，近也。"

癫痫，欲成木火之菀。

大生地　麦冬　远志炭　茯神　酸枣仁　黑山栀　丹皮　生香附　金器

肝肾不足，眩晕遗溺，发为痫疾。

大熟地　归身　白芍　茯神　远志炭　九孔石决明　橘红　川贝母

两寸关脉弦尺虚，肝肾不足，木火内扰，多疑多虑，不能自主，久则成癫疾。

细生地　大白芍　茯神　远志炭　丹皮　黑山栀　川贝母　橘红　石菖蒲　石决明

痰涎壅塞则厥，恐成痫症，拟白金丸。

川郁金　白矾

痫疾。

大生地　白芍　茯神　远志炭　橘红　粉丹皮　天竺黄　川贝母　山栀子　石决明

另服白金丸。

痫疾。

大生地　茯神　远志炭　龙齿　石菖蒲　龙胆草　橘红　山楂子　石决明

另服白金丸。

恼怒而起肝风，眩晕跌仆，是痫症也。

炒熟地　白芍　归身　川贝母　羚羊角　九孔石决明
化橘红　茯神　远志炭

肝风挟痰，发为惊痫。

大熟地　杭白芍　归身　茯神　远志炭　龙齿　石决
明　羚羊角　钩藤勾　丹皮　橘红　陈胆星

心忪 音中，心动也

心悸脉软，面明舌白，中焦畜①痰之象。

制半夏　瓜蒌子　橘红　茯神　远志炭　左牡蛎

相火内扰，失精心悸，两尺脉大。

熟地炭　丹皮　黄柏　茯神　湘莲肉　朱染麦冬　左
牡蛎

虚火上扰，心悸多梦。

大熟地　茯神　枣仁　湘莲肉　阿胶　朱染麦冬　左
牡蛎

① 畜：同"蓄"。

脉弦，长且鼓，肝阳上升，心宕①而悸。

大熟地　归身　白芍　天门冬　茯神　生甘草　枣仁
朱砂　金器

阴虚，火上冲逆，怔忡，脉数。

炙甘草　淮小麦　枣仁　茯神　石决明　麦门冬　大
白芍

营气不足，心悸怔忡。

炒松大熟地　茯神　枣仁　女贞子　朱染大麦冬　橘
红　牛膝　石决明

肝虚不足，木火之郁，心宕少寐，脉数而虚。

大熟地　茯神　枣仁　远志炭　丹参　朱染麦冬　龙
齿　灯心　金箔

心悸不止，拟用补营。

人参　茯神　枣仁　炙甘草　龙齿　蒸於术　归身
枸杞子　金箔

不　得　卧

脉沉，右寸关滑数，阴虚于内，中焦兼有浊痰，不
得寐。

---

① 宕（dàng 荡）：摇动。

人参　久蒸於术　枣仁　茯神　橘红　麦门冬　川石斛　半夏曲　枸杞子

中虚痰盛之体，偶触肝气，心宕少寐，胸脘不畅。
制半夏　橘红　茯神　远志炭　枣仁　当归身　白芍　阳春砂仁

营血不足，痰火在上，寤而不寐，肢麻脉软。
橘红　枣仁　蕤仁　制半夏　山栀炭　丹皮　茯神　朱砂　远志炭

阳气不能下，入阴中，宜治阴跷。秫米半夏汤。
秫①秫米　姜半夏

不寐，拟治阴跷。
秫米　制半夏　茯苓　橘红　远志炭

脉数，肝阳不宁，烦热不寐。
秫米　制半夏　朱染大麦冬　茯神　枣仁　归身

上焦郁热，不寐，面发赤瘰。
大熟地　茯神　蕤仁　丹皮　石决明　麦门冬　枣仁

---

① 秫（zhū朱）：疑为衍文。

脉右弦数，左虚，真阴不足，火不宁静，不寐。

大熟地　朱染大麦冬　茯神　枣仁　牡丹皮　丹参
甘草

嘈　杂

嘈杂，心中如饥，尚未至于多食，否则是消中，脉虚
两寸盛，有痰，乃五志之火。

金匮肾气丸见肿胀门。

心中痰热，发为嘈杂。

竹茹　制半夏　化橘红　云茯神　枣仁　炒远志　川
石斛

消　瘅

病有消渴之象，勿轻视之。

青竹叶　天花粉　细生地　大麦冬　甘枸杞　川石斛

右寸左尺脉虚，肺肾阴亏，水道不禁，口干多饮，颇
有病消之虑。

炒松大熟地　大麦冬　北五味子　菟丝子　桑螵蛸
左牡蛎　上沉香汁

阴虚之人，小溲频数，口干，脉数而细，恐成消渴。

六味地黄汤加麦冬、五味子。

所述病原，其为消病无疑，此际尚是饮一溲一也。

金匮肾气丸。

泄　泻

伏暑，下利初起，舌红脉沉弱，恐非轻症。

鲜荷叶　生谷芽　半夏曲　茯苓　川朴　陈皮　宣木瓜①

湿浊在中焦，脘闷溏泄。

生香附　川厚朴　茯苓　陈皮　泽泻　老苏梗　六神曲

脾虚，久利面浮。

五苓散去术，加苡仁、大腹皮、陈皮。

发热自利。

酒炒黄芩　大白芍　炒谷芽　川朴　广陈皮　白茯苓

湿热下利，脉数。

酒炒芩　白芍　川根朴②　谷芽　茯苓　陈皮　炙甘草

---

① 宣木瓜：安徽宣城出产的木瓜。

② 根朴：即厚朴之根皮。

下利，腹胀妨食，宜用温通。

焦白术　茯苓　炮姜炭　川厚朴　谷芽　广皮　荷叶边

中气不足，脾弱溏泄。

焦白术　茯苓　炮姜炭　陈皮　炙甘草　谷芽

阳虚中焦，无气以运，减食溏泄，脉微弱，按之不足。

真人参　焦白术　炮姜炭　淡附子　炙甘草　陈皮

气虚，湿寒在中焦，腹痛泄利四十余日，拟用温通。

焦白术　茯苓　炮姜炭　熟附子　炙草　陈皮

久利，一年有余，舌黄脉沉，拟温中。

焦白术　茯苓　炮姜炭　淡附子　炙草　陈皮

下利止而复发，恐成休息痢。

焦白术　茯苓　陈皮　炙甘草　六神曲　广木香　生谷芽　桔梗

久利伤阴，津液欲涸，而舌黄脉数，积滞未尽，此证将延绵成脱。

焦白术　茯苓　陈皮　炙甘草　当归身　广木香　白芍

久利半年，脉数，舌色粉白，中焦气虚。

焦白术　白茯苓　炮姜炭　山药　陈皮　建莲肉　炙甘草　大白芍

下利三月余，真阴内伤，舌赤，脉虚细。

炒松大熟地　阿胶　白芍　茯苓　陈皮　黑壳建莲淮山药　炙甘草

久利，半年有余，恐传肿满，拟归脾丸_{见黄疸门}。

久利，湿热内感。

焦白术　茯苓　炮姜炭　陈皮　炙甘草　乌梅炭　杭白芍

久利，脉细舌红，下多伤阴。

阿胶　白芍　茯苓　建莲肉　山药　陈皮　炙草　乌梅肉

久患肾泄，中焦气弱，不能输运，近更咳嗽，元虚，虚阳不摄也。

人参　麦冬　白茯苓　淮山药　建莲肉　陈皮　肉果补骨脂　六神曲

脉滑大，尺虚，阳微泄利，拟温固下焦。

焦白术　茯苓　陈皮　山药　肉果　补骨脂　菟丝子

腹满痛，泄利后重，入夜为甚。治脾胃不应，拟治少阴。

肉果　补骨脂　茯苓　陈皮　广木香　杭白芍

肠　澼

暑湿伏邪，触凉为利。

焦白术　茯苓　川朴　山楂炭　陈皮　焦神曲　广木香　炙甘草

血利，腹痛脉数，湿热下迫阴络。

黄芩　白芍　焦白术　茯苓　焦山楂　陈皮　炙草

肠澼下血。

黄芩　白芍　干荷蒂　地榆炭　茯苓　陈皮　炙草

血利，将及一年，又下畜血，胁下向有痞块，恐肝脾虚，传为中满。

焦白术　茯神　远志炭　枣仁　归身　广木香　白芍　炙甘草　桂圆肉

久利下血，腹痛面黄，脉右数左虚，气血皆虚，积滞未尽。

久蒸於术　茯神　当归身　酸枣仁　杭白芍　陈胶

广木香　炙甘草

下　血

暑湿发疟，邪抟阴络，大便下血。

炒枯黄芩　白芍　槐米花　焦白术　黑壳建莲　炙甘草　地榆炭

阳明湿热，上为鼻衄，下为肠红，脉弦，舌微黄。

黄芩　白芍　地榆炭　侧柏叶　茯苓　炙甘草　焦白术

肠红远血。

炒枯黄芩　白芍　地榆炭　陈皮　茯苓　久蒸於术　炙甘草

肠红远血，肝脾为病。

黄芩　蒸於术　地榆炭　茯苓　阿胶　炙甘草　大白芍

湿热抟于阴，下血，腹痛，脉软右略数。

焦白术　大白芍　炙甘草　山药　茯苓　广木香　地榆炭　黑壳建莲

伏邪下利血，脉数搏，面苍白，正气已虚，邪不得化，病淹缠①难愈。

人参　陈皮　焦白术　炙黑甘草　茯苓　藿梗　炮姜炭　炒山楂炭

肠红远血，脉沉虚，肝脾为病，肝藏血，脾统血也。
炒松大熟地　炒北五味　炮姜炭　炒於术

脉濡色黄，大便滑泄下血，不特②络血内伤，中焦之气亦甚虚矣，拟用许学士③黑地黄丸④佐治。
炒松大熟地　炒北五味　炮姜炭　人参　土炒於术
黑地黄丸。
熟地　苍术　北五味子　干姜

下血过多，面黄脉虚，甚而眩晕，宜补肝脾。
久蒸於术　炙甘草　茯神　枣仁　白芍　炒松熟地　北五味子

下利纯血，肝脾之阴伤。
焦白术　茯苓　炮姜炭　炒归身　陈皮　大白芍　炙黑甘草

---

① 淹缠：缠绵。
② 不特：不仅。
③ 许学士：指许叔微，宋代医家，著有《普济本事方》。因曾为翰林学士，故称。
④ 黑地黄丸：方出刘完素《素问病机气宜保命集》，许叔微《普济本事方》中有地黄丸，无黑地黄丸，疑作者笔误。

血痢后圊血，脉数急，舌黄，将有浮肿喘逆之变。

焦白术　茯神　枣仁　远志炭　大白芍　广木香　炙甘草　桂圆肉

肠红远血，中虚湿热，面黄脉软。

久蒸於术　茯神　枣仁　远志炭　木香　大白芍　炙甘草　桂圆肉

圊血甚久，大便溏泄。

焦白术　茯苓　枣仁　远志炭　炒归身　大白芍　广木香　炙甘草　地榆炭　桂圆肉

肝脾为病，圊血，左关脉弦数。

酒炒黄芩　赤苓　大白芍　陈皮　炙草　焦白术　伏龙肝

肠红日久，肝脾皆伤。

黄芪　焦白术　炮姜炭　炙甘草　陈皮　大白芍　伏龙肝

溲　血

湿热溲血。

川草薢　茯苓　车前子　建莲肉　麦冬　甘草梢　小蓟炭

溺血日久，内伤三阴，脉右数左虚，面色黄黯。

炒松熟地　茯苓　鹿角霜　龟腹板　炒归身　川杜仲　小蓟炭　湘莲肉

淋　浊

湿热淋痛，面黄脉弱。

焦白术　川黄柏　川草薢　苡仁米　云茯苓　车前子　甘草梢

湿热下注淋痛。

海金砂　川草薢　赤苓　细木通　山栀　粉丹皮　甘草梢

阴虚淋痛。

大生地　丹皮　赤苓　淮牛膝　川草薢　车前子　甘草梢

脉数，关前涩，尺中虚，肾真不足，虚火乃亢，阴营交乘，痰中频见血缕，近更下发淋浊，亦由火之下迫也。

细生地　麦冬　湘莲肉　茯苓　黑山栀　甘草梢　车前子　丹皮

脉弦淋浊，肝火之郁。

大生地　麦冬　湘莲肉　茯苓　黑山栀　麝香　甘草

梢　丹皮

脉弦，阴虚淋浊。

炒松熟地　麦冬　湘莲肉　白茯苓　车前子　川黄柏　川杜仲　粉丹皮

阴虚淋浊。

大生地　麦冬　湘莲肉　茯苓　车前子　丹皮　左牡蛎　稽豆衣①

湿热下注成淋，阴中痛，溺血。

细生地　茯苓　川草薢　小蓟炭　丹皮　车前子　甘草梢

小便淋浊出血，脉数，小府郁热。

细生地　麦冬　丹皮　小蓟炭　车前子　甘草梢　茯苓

阴虚，淋浊见血，茎中痛，小溲不利。

大生地　麦冬　川黄柏　茯苓　淮牛膝　甘草梢　小蓟炭　车前子

肾虚成损，又复血淋，四年不愈，根元内伤，宜补

---

①　稽（讪鲁）豆衣：黑豆皮。

元气。

炒松熟地　鹿角霜　龟腹板　大麦冬　白茯苓　柏子仁　小条参　车前子　败笔头

湿热注浊，用刘松石①猪肚丸。

焦白术　苦参　左牡蛎　猪肚一具

溺有白垢，胞中虚火，久而伤肾，腰背乃痛。

川草薢　茯苓　川黄柏　猪内肾　杜仲　桑螵蛸橘红

癃　闭

脉数大，火郁膀胱，下为癃闭。

细生地　竹叶心　甘草梢　牛膝梢　车前子　赤茯苓滑石　麝香

湿热在膀胱，小便癃闭。

细生地　龟腹板　黄柏　知母　川牛膝　车前子茯苓

肾开窍于二阴，脱肛癃闭，由遗精而得，肾不足也，脉数歇止。

---

① 刘松石：名天和，湖北麻城人，明嘉靖朝兵部尚书。集有《保寿堂经验方》。

大熟地　鹿角尖　龟腹板　麦冬　茯苓　北五味　车前子

肾虚，膀胱气化失其常度，小便不利，茎中痛。

大熟地　鹿角霜　龟腹板　麦冬　茯苓　甘草梢　车前子　丹皮

肺为水之上源，火迫清金，不能生水，勿专事渗泄。

细生地　茯苓　参须　丹皮　地骨皮　麦冬　淮山药

遗　精

年甫①十四而久患遗精，所谓牝牡之合未有而朘②作，先天焉得不伤？脉无神，咳嗽，恐失血。

细生地　北沙参　杜仲　牡丹皮　茯神　麦门冬　湘莲肉　猪脊筋

虚火上升，咽红微痛，寐则精道不禁，肾失闭藏。

大生地　丹皮　左牡蛎　湘莲肉　茯苓　玄参心　淮山药

阴虚内热，鼻衄滑精。

大生地　丹皮　左牡蛎　莲须　山药　麦门冬　侧柏

---

① 甫：方，刚刚。
② 朘（zuī）：男孩的生殖器。

叶　茯苓

阴虚，龙相之火①不宁，梦泄，心易惊惕。

大生地　丹皮　莲须　左牡蛎　麦门冬　茯神　枣仁
远志炭

遗金②精频发，虚火必升，上为吐血，而体质颇盛，多饮酒，湿热亦重。

久蒸於术　橘红　远志炭　莲须　茯神　川黄柏　左牡蛎

肝阳上升，始而眩晕，后传遗精，厥气客于阴也。左三部脉弦大，恐其失血。

大熟地　女贞子　茯神　左牡蛎　麦冬　线鱼胶
莲须

脉数急两尺不藏，梦泄频发，兼有漏疡，肾水不足，龙相之火不宁。静养为要。

大熟地　丹皮　女贞子　线鱼胶　麦冬　莲须　远志炭　茯神　稽豆衣　左牡蛎
蜜丸，朱砂为衣。

---

① 龙相之火：相火。
② 金：疑衍。

遗精频发，恐吐血复至，左关尺脉虚细，寸盛。宜补心肾。

大熟地　丹皮　茯神　左牡蛎　麦冬　莲须　枣仁
青花龙骨

吐血之后，营阴内伤，心肾之气不交，梦交不泄。

大熟地　茯神　枣仁　麦冬　湘莲肉　朱砂　炙甘草
左牡蛎

心肾不交，遗精多梦，真阴下虚，冲气易升，脐下至心筑筑动气。左乳之下，穴名虚里，宗气不足，其动应衣。六脉皆弦，法当温补。

紫河车　大熟地　枣仁　远志炭　麦冬　白芍　归身
炙草　牡蛎　茯神

蜜丸，朱砂为衣。

心肾不交，水亏，火不宁静，填补固摄，一定之法。

大熟地　牡蛎　黄柏　茯神　枣仁　莲须　淡菜　朱
染大麦冬

六脉皆弦，非亡血失精者所宜。

大熟地　麦冬　湘莲肉　茯神　左牡蛎　白芍　稽豆衣

脉虚微，真阴不足，虚火不宁，久患遗精，今肛后发漏疡，勿急治，恐漏稍愈，则转为咳嗽失血之证。

大熟地　麦冬　湘莲肉　茯神　左牡蛎　粉丹皮　黄明胶

遗精频发，肾真下虚，骨节酸软，脉虚而缓。
川杜仲　大熟地　炒归身　芡实　茯神　沙苑蒺藜　川续断　金樱肉　莲须　青花龙骨

梦泄遗精，心肾不交，玉门①不闭，拟固涩精气。
人参　茯神　朱染麦冬　远志炭　熟地　女贞子　旱莲草　金樱肉　桑螵蛸　龙骨

心肾不交，水火升降失其常度，频患遗精梦泄，两尺脉不敛，恐有失血之传。
大熟地　丹皮　麦冬　女贞子　旱莲草　左牡蛎　远志炭　茯神　枣仁　煅龙骨
蜜丸，朱砂为衣。

脉虚微无神，肾真不足，玉门不固，拟班龙丸。
鹿角霜　鹿角胶　柏子仁　菟丝子　熟地黄

胃为肾之上关，梦泄遗精，脘痛妨食，肾开则胃阖

---

① 玉门：此指男子精关。《景岳全书》卷五十九："玉锁丹，治玉门不闭，遗精日久，如水之漏，不能关束者。"《名医类案》卷五："夫梦遗有三……有久遗玉门不闭，肾气独降而泄者。"

也，王荆公①妙香散。

人参② 益智仁 龙骨 茯神 茯苓 生远志 粉甘草 朱砂 广木香 麝香

先患梦遗，后为胃脘痛，脉弦细，舌黄，此胃为肾关③，肾开则胃阖也，王荆公妙香散。

一水不胜二火，遗精吐血，水愈虚，火愈扰矣，脉亦右大左弦。

大熟地 茯神 远志炭 麦冬 青龙骨 牡丹皮 杜仲 左牡蛎 阿胶

脱　肛

脱肛，拟补中益气汤。

蜜炙黄芪 土炒白术 陈皮 土炒升麻 人参 炙甘草 归身 柴胡 枣

外用五倍子、甘草、大黄、鳖头煎汤洗，而后服药。

阴虚脱肛，脉虚细。

焦白术 茯苓 旱莲草 女贞子 阿胶 绿升麻 大白芍

---

① 王荆公：即王安石，宋代大臣，封荆国公，因称"王荆公"。
② 参：原作"真"，据《普济方》卷二一十七改。
③ 胃为肾关：当作"肾为胃关"。《素问·水热穴论》："肾者，胃之关也。"

秘　结

秘结。

江西枳壳　桔梗　杏仁　瓜蒌子　麻仁　柏子仁　郁
李仁

秘结。

杏仁　火麻仁　川厚朴　当归　陈皮　江枳壳

痔

脉濡右大，阳明湿热，齿衄痔血。

黄芩　大白芍　焦白术　茯神　阿胶　陈皮　炙甘草
伏龙肝

痔血下多，头旋目黑。

细生地　茯苓　山药　建莲肉　炙甘草　阿胶　大白
芍　左牡蛎

中虚，痔血频发，脉弱，渐传喘促浮肿。

人参　久蒸於术　茯神　枣仁　石莲肉　炙甘草
白芍

痔血。

人参　炒松熟地　麦门冬　归身　炙草　生象牙屑

瘰 疬

肺经痰热，项疬咳唅①。

桑白皮　苡仁　川贝母　夏枯草　桔梗　茯苓　橘红

面黄脉数，肺气上热，脾胃有滞，两项流痰成疬。

桑白皮　地骨皮　海浮石　川贝母　夏枯草　山楂肉
橘红　麦芽

阴虚内热，项右瘰疬，恐成虚劳。

桑白皮　苡仁　川贝母　海浮石　茯苓　橘红　阿胶

肝阴不足，颔旁瘰疬。

大生地　阿胶　女贞子　夏枯草　丹皮　川贝母　海
浮石　穞豆衣

脉弦细，左虚，真阴不足，虚火上发瘰疬。

炒松熟地　丹皮　茯苓　淮山药　橘红　黄明胶
淡菜

阴虚内热，项左右皆生瘰疬，脉数。

细生地　茯苓　川贝母　橘红　夏枯草　淡菜　海
浮石

---

① 咳唅（hán 含）：咳嗽有声。唅，象声词。

头　痛

巅顶痛，防昏厥之变。

川芎　蔓荆子　连翘心　白蒺藜　松萝茶

脑后痛，是风邪入肝络，能令人痉厥。

生香附　连翘　白蒺藜　甘菊　白茯苓　橘红　苦桔梗

肝火头痛，耳鸣目赤，宜用清降。

大生地　甘菊　连翘　稽豆衣　石决明　茯苓　橘红

风火在上，头颊游行作痛，先宜清散。

羚羊角　连翘　甘菊　制半夏　茯苓　橘红　飞滑石

阴虚火郁于上，头痛。

羚羊角　石决明　女贞子　归身　茯苓　稽豆衣橘红

阴虚，风火在上，左偏头痛。

炒熟地　茯苓　山药　枸杞子　女贞子　甘菊　石决明

左偏头痛，左目红暗，肝不足，虚风为病。

炒熟地　麦冬　归身　枸杞子　女贞子　甘菊花　稽

豆衣　石决明

风痰，头痛起核，发必脘闷呕逆。
制半夏　天麻　焦白术　茯苓　白蒺藜　生香附
橘红

额痛，是阳明风邪。
制半夏　天麻　茯苓　橘红　霜桑叶　香白芷

头额痛连齿颊，是足阳明病。
明天麻　桑叶　白芷　连翘　蔓荆子　甘菊　川芎
茯苓　松萝茶

头痛，呕逆脘闷，阳明痰湿。
制半夏　陈胆星　茯苓　橘红　白蒺藜　左牡蛎

额右旁眉棱骨痛，此阳明头痛也，责诸头风与痰耳。
制半夏　明天麻　生於术　茯苓　橘红　左牡蛎　霜
桑叶

额痛，属阳明病。
制半夏　天麻　生於术　茯苓　橘红　桑叶　蔓荆子
白芷　归身　石决明

肩背臂痛

风痰为病，肩臑痹痛，宜调血气。

制首乌　小胡麻　生黄芪　当归身　茯苓　制半夏　橘红　嫩桑枝

背臑痛，恐阳络动血。

桂枝　羌活　炙草　细生地　当归身　茯苓

左肩臂痛，气血不周。

黄芪　川桂枝　海桐皮　片子姜黄　茯苓　当归身　桑枝

另用艾绒、晚蚕沙熨痛处。

又方：

川桂枝　海桐皮　西秦艽　片子姜黄　酒炒当归　橘红　嫩桑枝

胃　脘　痛

肝虚络痛。

生香附　白芍　归身　茯苓　陈皮　炙草　檀香

肝气乘胃，中脘厥痛。

生香附　老苏梗　制半夏　茯苓　广皮　川郁金　元胡索

肝气冲逆，胃脘厥痛。

生香附　杭白芍　姜半夏　白茯苓　橘红　木瓜　阳
春砂仁

胃脘厥痛，肝气郁滞。

香附子　桃仁泥　元胡索　小青皮　陈皮　炙甘草
麦芽

肝气上乘于胃脘，妨食。

川黄连　枳实　生淡干姜　白芍　茯苓　陈皮　炙草

肝气上升，挟饮而动，脘痛干呕，吐清水，脉弦虚。

旋覆花　代赭石　半夏　茯苓　橘红　生姜

气血凝滞，胃脘厥痛，痛久络虚，所以必藉辛热温
阳，乃得通快，然亦不可过剂，有伤阴血。

淡吴萸　上桂心　红豆扣　淡干姜　茯苓　大白芍
当归身　炙甘草

胃中有寒，脘痛数载。

上桂心　白蔻仁　白芍　当归身　陈皮　制半夏　白
茯苓

胃脘厥痛，脉沉小，中焦有寒，肝气挟之而发。

官桂　枸杞子　白芍　当归身　白茯苓　陈皮　炙

甘草

肝气上僭，胃脘痛胀，弦脉见于右寸关。

黄连水炒吴萸　真川椒　乌梅肉　白茯苓　姜制半夏　广橘红　荜澄茄

胃脘厥痛，呕恶，阳明寒痰内郁。

香附子　川椒　乌梅　白芍　制半夏　茯苓　橘红

肝气凌胃，脘痛呕恶妨食。

川黄连　淡吴萸　乌梅炭　川郁金　制半夏　茯苓　广皮

胃脘痛呕吞酸，半年不愈，恐成噎膈。

川黄连　淡吴萸　川椒　茯苓　制半夏　橘红　乌梅炭

胃脘痛久，今呕逆瞀闷，面色苍白，脉弦虚，肝气上逆，恐成关格。

黄连　淡吴萸　生香附　郁李仁　茯苓　广皮　沉香汁

湿痰之体，中焦气机不利，脘胁痞痛。

瓜蒌子　薤白　制半夏　茯苓　橘红　淡干姜

七旬之人，胃脘久痛，中气不运，得谷瞀闷，脉弦虚，将来恐有噎膈之传。

瓜蒌子　薤白　制半夏　茯苓　青皮　淡干姜

暮年脘痛妨食，渐成噎膈。

瓜蒌仁　薤白　制半夏　茯苓　橘红　桃仁泥

胃脘痛，吐瘀。

旋覆花　青葱管　新绛　川郁金　炒归身　柏子仁

左三部脉弦长，肝气犯胃，中脘厥痛，呕恶。

旋覆花　青葱管　新绛　归身　橘红

肝气之郁，络痛，曾失血，脉弦虚。

旋覆花　青葱管　新绛　归身　白芍　广皮

络血不和，胃脘厥痛。

旋覆花　青葱管　新绛　香附子　归身　元胡索

脉弦数，肝气络痛。

旋覆花　青葱管　新绛　香附子　归身

胃脘痛，肝气成痞，妨食，右寸脉滑大，中焦兼有积痰。

旋覆花　青葱管　新绛　当归身　橘红　生香附

跌扑所伤，胃脘痛三四年不止，面色痿黄，咳嗽，虽由外因而起，已有内损之机。

旋覆花　青葱管　新绛　细生地　桃仁　当归身

努力①所伤，络痛不已。

旋覆花　青葱　新绛　细生地　柏子仁　川贝母

胃脘当心而痛，得食则稍安，是络血不足。

炒熟地　归身　白芍　茯神　枣仁　远志炭　上桂心
陈皮　炙甘草

攻伐之药，岂可常试？据述脘痛之来，总由冲气自下而上，其宜温纳②可知，用肾气丸主治，即水饮之积亦能去也。

金匮肾气丸方见前。

据述胃脘痛之由，每在午后阴分，夏秋冬阴寒之时，其为下焦阳气不通，浊阴凝滞可知。体瘦短气，少腹微胀，得病以来不能茶饮，大约水饮为病，阴邪痞塞，清气所成。斯疾全赖肾气丸治饮正法，宜日饵之，佐以煎药可也。

---

① 努力：用力过猛。
② 温纳：温肾纳气。

茯苓　焦白术　川桂枝　炙甘草

胸　痹

心痛彻背，是名胸痹。

瓜蒌子　薤白　制半夏　茯苓　广皮　六神曲

湿寒积饮，中焦之阳不能宣布，胸痛彻背，是胸痹也。

瓜蒌子　薤白头　川桂枝　制半夏　白茯苓　生姜

中虚挟食湿，脉沉软，胸痛彻腰背。六君子汤。

人参　焦白术　茯苓　甘草　制半夏　陈皮

胸痹。

瓜蒌子　薤白头　姜制半夏　白茯苓　化橘红　淡姜渣

胁　痛

左胁痛，脉弦涩，是肝络气闭。

生香附　老苏梗　青皮　白芍　宣木瓜　炙甘草

左胁痛，畏寒，肝火之郁。

甜杏仁　老苏梗　川贝母　茯苓　炙草　杭白芍

右胁痛，脉弦劲，肝肺之积。

苦杏仁　炒枳实　茯苓　陈皮　淡姜渣　杭白芍　炙甘草

肝气挟饮，左胁下痛。

焦白术　茯苓　制半夏　橘红　炙甘草　炒归身　大白芍

右胁痛，上连肩腋，逐痰利气，皆不得效，拟从肺治。

旋覆花　川贝母　苡仁　生甘草　桔梗　茯苓　橘红　左牡蛎

脉右弦劲而长左弦虚，肝阴不足，厥气不宁，胸胁痛胀，恐其吐瘀。

大生地　茯神　麦冬　粉丹皮　杭白芍　炙甘草　参三七汁

腹　痛

肝脾为病，当脐作痛。
酒炒黄芩　白芍　炙草　茯苓　陈皮　山楂炭

腹痛绕脐，髫龄①，恐呕逆发厥。
小川黄连　川椒　安吉乌梅　山楂炭　麦芽　陈皮

---

① 髫（tiáo 条）龄：幼年。髫，古时童子下垂之发，因指孩童。

炙甘草　鸡腽胵

右关脉弦数，肝气上凌脾胃，胃脘及当脐皆痛，膜胀①妨食。

大白芍　炙甘草　小茴香　橘核　乌梅炭

脉细弦，肝气不宁，脐左频痛。

白芍　炙甘草　归身　生香附　川楝炭　小茴香　橘核　沉香汁

肝脾肾三阴为病，中下焦不耐寒湿，环脐痛，腹中少腹易于胀满。

生香附　茯苓　官桂　广木香　小茴香　大白芍　橘红　食盐

气从少腹上冲至脐上而痛，脉沉小而数，是肝肾为病，拟用温通。

肉桂心　白芍　川楝子炭　小茴香　胡芦巴　茯苓　左牡蛎

色黄脉弦，肝脾为病，木郁土中，乃为腹痛。

焦白术　茯神　枣仁　远志炭　广木香　杭白芍　炙甘草　当归身　龙眼肉　柴胡

---

① 膜（chēn 嗔）胀：腹胀。

脐上结块高起而痛，恐成痈疡。

制大黄　牡丹皮　苡仁　京赤芍　牛膝　茯苓　细木
通　花头蜇　大荸荠二味名雪羹

腰　痛

脉濡弱，肾虚挟湿，腰脊痛。
甘姜苓术汤。

脉软舌白，痰饮为患，阳气不通，腰易闪挫，用肾着
病例。
甘姜苓术汤。

腰右旁尻上痛，脉细数，虽由跌仆而始，究因阴虚
而发。

大生地　归身　川杜仲　川续断　木瓜　金毛狗脊
自然铜

肾腧痛，温补而愈。痛移股髀，足太阳有湿也，拟用
茯苓防己汤加味。

白茯苓　川桂枝　汉防己　淡附子　生於术　苡仁
广皮

腿　痛

腿痛，防生附骨阴疽，勿轻视之。

嫩黄芪　炒归身　生杜仲　川续断　淮牛膝　新会皮

左环跳痛甚已久，恐成附骨阴疽，拟活络丹。

川乌　草乌　陈胆星　地龙　乳香　没药

疝

控①睾丸肿而痛，脉数大，虽系疝症，恐其成疡。

川草薢　茯苓　川楝炭　荔枝核　橘核　宣木瓜
青盐

外用葱白、苏梗、小茴香、红花、艾绒煎浓汁，用新
布绞，乘热熨痛处。

癞疝②。

川草薢　茯苓　生香附　金铃子　橘核　山楂核　小
茴香

脉濡数，面色红润，舌白，湿热下注成疝，少腹胸脘
皆有滞气，宜以辛淡泄邪。

川草薢　制半夏　茯苓　生香附　橘核　小茴香　胡
芦巴

湿热成疝，色黄脉软。

---

① 控：牵引。
② 癞（tuí 颓）疝：古病名。睾丸肿大坚硬，重坠胀痛或麻木不知痛痒。

川草薢　久蒸於术　茯苓　橘核　白芍　小茴香　炙甘草　荔枝核

癞疝。
官桂　山查核　小茴香　橘核　茯苓　胡芦巴　炒归身　宣木瓜

肝气成疝，少腹结块，脉弦虚。
官桂　小茴香　橘核　荔枝核　当归身　白芍　茯苓

湿热下注，睾丸偏大不痛，谓之木肾，不能全愈。
官桂　生香附　小茴香　山楂核　茯苓　荔枝核　归身　杭白芍　食盐

痛从脐下右旁上冲至胁，肠鸣，此七疝之类。
香附子　青皮　小茴香　归身　生白芍　柏子仁　茯苓　食盐

癞疝。
鹿角霜　川草薢　茯苓　小茴香　橘核　荔枝核　胡芦巴　食盐

肝气上升至胞则痛，下行至肾囊则安，究是冲疝之类。
石决明　橘叶　老山沉香　归身　白芍　茯苓

冲疝，气上痞塞，恐其发厥。

炒松熟地　肉桂心　茯苓　归身　白芍　老山沉香
左牡蛎

肾虚癞疝。

炒熟地　紫衣胡桃　小茴香　补骨脂　胡芦巴　生白
芍　茯苓

麻　痹

气血不足，面黄脉软，胸胁胀，四肢麻，痰亦有之。

制首乌　归身　姜半夏　橘红　茯苓　久蒸於术　嫩
桑枝

痰阻经隧，乃为麻痹。

制首乌　归身　久蒸於术　制半夏　茯苓　橘红　川
续断　嫩桑枝

左臂及食指麻，是痰阻经脉之故，但脉迟缓，渐有歇
止之状，恐阳气不足，成偏风耳。

制首乌　黄芪　当归身　制半夏　茯苓　橘红　白蒺
藜　嫩桑枝

右寸脉滑，左关尺沉细，中气不足，内积痰饮，而年
近五旬，冲脉血弱，所以麻痹。

绵黄芪　久蒸於术　川附子　制半夏　茯苓　女贞子
橘红　归身　枸杞子　川杜仲　左牡蛎　嫩桑枝

麻痹血虚，风湿相抟也，久能令人偏枯痿躄。
黄芪　蒸於术　制半夏　橘红　茯神　枣仁　远志炭
当归身

血虚，右手足麻痹，脉沉。
制首乌　生黄芪　归身　枸杞子　杜仲　淮牛膝　茯
苓　嫩桑枝

痹

行痹。
川桂枝　西秦艽　牛膝　川续断　姜黄　海桐皮　细
生地　归身　嫩桑枝

行痹。
大生地　归身　肥玉竹　川杜仲　川断　川牛膝　茯
苓　嫩桑枝

阴虚，右足痹痛，左三部脉虚。
川萆薢　苡仁　茯苓　川黄柏　川杜仲　川牛膝
独活

病后阳明虚，不能束筋骨利关节，足膝痹痛。

焦白术　茯苓　川萆薢　薏苡仁　杜仲　虎胫骨
木瓜

肾真不足，湿注于下，左足痹。
川萆薢　苡仁　茯苓　川杜仲　淮牛膝　虎胫骨　肉
苁蓉　橘红

阴虚，筋脉痹痛。虎潜丸。
大熟地　黄柏　锁阳　当归　芍药　陈皮　龟板　知
母　虎骨　川牛膝
煮羖羊①肉，杵为丸。

肝肾不足，痹厥从足上至胸背，宜补其本。
虎潜丸。

阴虚火升，咽痛项疬，足膝痹痛。
虎潜丸。

咽痛，右足痛痹，上及环跳，下至涌泉，皆肾脉也，
得之阴虚，火不宁静。
炒熟地　麦冬　龟腹板　归身　粉丹皮　穭豆衣
杜仲

---

① 羖（jié 洁）羊：阉过的公羊，亦泛指羊。

气血不能周于四末，酸疼未已。

制首乌　生黄芪　归身　川杜仲　川断　宣木瓜　茯苓　橘红　嫩桑枝

鹤 膝 风

右膝肿大，是鹤膝风证，为本元不足，虚损病也。

黄芪　大熟地　归身　枸杞子　淡苁蓉　川杜仲　川牛膝　新会皮　生羊肾

脚 气

脚气。

川萆薢　薏苡仁　茯苓　槟榔　紫苏　宣木瓜　川独活

痿 躄

童年足软步艰，恐成虚损。

川杜仲　川续断　苡仁　川牛膝　木瓜　炒归身

肝阴不足，左足屈而不伸，膝肿胫细，久恐成痿。

大熟地　枸杞子　川牛膝　木瓜　杜仲　淡苁蓉　川附子　虎胫骨

右寸关脉弦大，痰流经隧，气血凝注，四肢麻痹，久成痿躄。

制首乌　黄芪　归身　茯苓　橘红　威灵仙　小胡麻

嫩桑枝

蛔 厥

呕蛔，是厥阴病。

川椒　乌梅　黄连　制半夏　茯苓　橘红

春温蛔厥。

川椒　乌梅　江枳实　上川朴　紫苏梗　香附子
茯苓

经漏崩带

童年白带，小溲淋痛，阴虚生热。

细生地　黄柏　丹皮　黑山栀　车前子　甘草梢

年十五，脉数而浮，中焦有痰湿，妨碍经脉，天癸四
月不至，腹硬不痛，督闷食减，拟化痰利气。

制香附　丹参　桃仁　制半夏　乌贼骨　海浮石　橘
红　茯苓

冲脉有寒，经闭半年不至。四制香附丸。

制香附　熟地　川芎　白术　川黄柏　甘草　当归
大白芍　泽兰　陈皮

酒和为丸。

冲血不足，天癸不调，腹痛。

四制香附丸。

经来腹痛，肝不条达。
四制香附丸。

经阻五六十日，症如恶阻，但阴脉未搏[1]耳。
　　大生地　当归身　杭白芍　丹皮　茯苓　陈皮　砂
仁末

脉细而虚，无搏滑之象，经阻虽已两月，娠尚未的[2]。
向有肝气，如痞在胃脘，呕恶痛胀，宜以辛通治肝。
　　大生地　当归身　杭白芍　半夏曲　茯苓　陈皮　生
香附　砂仁末

肝阴不足，天癸不调，脉虚而数，拟补奇经。
　　大生地　归身　白芍　茯苓　酸枣仁　广陈皮　阿胶
制香附

寒热咳嗽，腹痛，天癸不调，恐成虚劳。
　　泽兰　归身　白芍　丹参　麦冬　川贝母　茯苓
橘红

---

① 阴脉未搏：《素问·经脉别论》："阴搏阳别，谓之有子。"
② 的：确定。

久咳，天癸不行，脉虚细，此干血痨症，何胎气之有？

大生地　北沙参　川贝母　白云茯苓　橘红　清阿胶　粉丹皮　稽豆衣

天癸半年不至，干咳失音，此是虚劳，恐非娠象。

熟地炭　北沙参　川贝母　归身　丹参　乌贼骨　川石斛

肝气成瘕，从少腹起上升胃脘，气血闭滞，天癸不通，脉无滑搏流利之象，娠兆未的。

生香附　杭白芍　当归身　广皮　丹参　乌贼骨　大生地　川杜仲

病后食入膜胀，气上冲胸，不能偃卧①，经行腹痛，肝气病也。

江枳实　生香附　陈皮　青皮　当归身　大白芍　乌贼骨　丹参

奇经病，天癸不调，带下腹痛，腰脊酸疼。

大熟地　归身　杭白芍　大丹参　杜仲　制半夏　乌贼骨　金毛狗脊　湘莲肉

---

① 偃（yǎn 掩）卧：仰卧。

肝木之菀，少腹结成，动气经漏，不按期而下血。

制香附　海螵蛸　茯神　枣仁　当归身　大白芍
陈皮

经漏带下，奇经为病。

香附子　阿胶　吴萸　紫石英　乌贼骨　蕲艾　白
茯苓

肝脾皆虚，冲血不足，色黄，脉数，天癸先期，腰腿痛酸，饮食减。

四制香附　归身　阿胶　艾叶炭　杜仲　乌贼骨　大
生地　丹参

冲脉不足，天癸先期寒热。

香附子　乌贼骨　阿胶　大白芍　丹参　大生地　当
归身　陈艾　炙甘草

肝阴内伤，经不调，带下，近更头眩心宕，宜用补摄。

熟地炭　茯神　酸枣仁　左牡蛎　益智仁　湘莲肉
白龙骨

带下，经事不调，奇经为病。

大生地　白薇　丹皮　生香附　大麦冬　湘莲肉　左
牡蛎　川杜仲

经漏带下，奇经为病，所为^①三十六疾^②也。素质肝虚，阴血不足，厥阳之火上僭，乃为痰血嘈杂膜胀诸证，脉沉数而虚。

金华香附　乌贼骨　当归身　杭白芍　清阿胶　川杜仲　左牡蛎　白茯苓

肝阴不足，肝气易升，天癸先期，奇经为病。

四制香附　乌贼骨　大生地　川杜仲　金毛狗脊　女贞子　枸杞子　白芍　湘莲肉　左牡蛎　当归身　茯苓

肝阴不足，奇经为病，赤白带下。

大熟地　麦冬　川杜仲　归身　白龙骨　紫石英　茯苓　莲须

久患吐血，咳嗽气促，是虚损之体，近更天癸过期而发崩漏，色瘁脉虚，恐成脱症。

真人参　炒熟地　茯神　酸枣仁　白芍　清阿胶　北五味子　炙甘草　黑壳建莲

气不摄血，崩中带下。

归脾丸见疸门。

---

① 为：通"谓"。

② 三十六疾：《诸病源候论》卷三十八："诸方说三十六疾者，是十二癥、九痛、七害、五伤、三固，谓之三十六疾也。"

天癸当止之年而反腹痛经漏，恐致崩中。

干血虚劳，天癸半年不至，咳嗽溏泄，形肉瘦削，脉数疾，真阴空乏，交夏阳气日盛，何以支撑？

人参　紫河车　北五味　茯神　炒熟地　麦冬　淮山药　湘莲肉

胎　前

经阻四十日，脉来圆匀，颇似娠象。

大生地　归身　白芍　丹参　白茯苓　稽豆衣

左尺脉动，是为娠象，腰痛，溲便不利，阴不足也，虽有癥瘕，不可攻之。

大生地　归身　杭白芍　生香附　茯苓　川草薢　川杜仲

腰以系胞，胎元虚，胎气下坠，乃为两腰痠痛，半产可虑。

人参　大生地　归身　大白芍　陈艾　阿胶　川杜仲　建莲

蛔厥，又值怀娠之时，恐邪热伤胎半产。

川椒　乌梅肉　黄连　老苏梗　茯苓　制半夏　橘红

产 后

产后肝阴不足。

　　大生地　丹皮　淮山药　稆豆衣　归身　茯苓　枸
杞子

产后天癸不调，奇经为病。

　　大生地　乌贼骨　茜草　杭白芍　丹参　制香附

产后胃脘痛，是络血不调。

　　旋覆花　青葱　新绛　香附子　当归身　丹参

产后恶露未清，腹痛。

　　炒香附子　大白芍　当归身　丹参　枸杞子　川杜仲
川续断

半产后腹痛膜胀，肝脾为病。

　　生香附　青皮　砂仁壳　乌贼骨　白芍　当归身　茯
苓　陈皮

产后咳逆上气，不得卧，腹满足肿，太阳少阴为病，
恐其喘脱。

　　金匮肾气丸。

胎前咳嗽，产后将及半年，咳乃不愈，曾失血，食减

痰多，脉虚微，恐是蓐劳。

　　炒大生地　淮山药　北沙参　川贝母　炒丹皮　茯苓
枸杞子　稽豆衣

　　蓐劳寒热，咳嗽溏泄。

　　久蒸於术　北沙参　茯苓　山药　炙草　建莲肉　炒
归身

　　产后两月余，咳嗽火升，不能左侧卧，恶露淋漓不
已，此是蓐劳之渐。

　　熟地炭　当归身　杭白芍　枸杞子　阿胶　白云苓
川杜仲　炙甘草

　　形羸弱，脉右细数，左虚，半产之后，肝脾内伤，发
热溏泄，腰背痛，腹痛且肿，此是蓐劳，交秋恐增重。

　　人参　久蒸於术　茯苓　枣仁　小草　当归身　白芍
枸杞子　川杜仲　木香

　　蓐劳，上咳下泻，形削脉弦，不治之症。

　　炒熟地　北沙参　麦冬　北五味子　建莲肉　淮山药
白茯苓

　　产后五十余日，恶露下不止，色㿠脉微，恐成蓐劳。

　　熟地炭　茯神　枸杞子炭　归身炭　干姜炭　炙甘草

幼　科

疳积病，四肢细，将成丁奚①。

川黄连　川椒　乌梅炭　杭白芍　炙草　山楂炭　川朴　炒麦芽　陈皮　鸡腺胵

黄糖油为丸。

疳积成蛊。

鸡腺胵　厚朴　大腹皮　陈皮　茯苓　六神曲　泽泻

疳积目翳。

草决明　甘草　川朴　山楂　陈皮　麦芽　茯苓　鸡内金

疳积目翳。

草决明　谷精草　麦芽　楂炭　陈皮　人爪屑　鸡内金　蝉蜕

疮　疡

诸痛痒疮，皆属于火②，脉数大，拟清解化毒。

生黄芪　归身　大生地　槐米　桑枝　金银花　连翘心　甘草

---

① 丁奚：即丁奚疳，指小儿疳疾，骨瘦如柴。
② 诸痛……于火：语出《素问·至真要大论》。

单方四条

天南星、青防风等分，为末，每服五钱，开水调服。
（张问涛传）

明矾为末，葱汁拌搽壁上，用时为细末，敷。倘走黄，亦效。

防风四两，煎浓汁，频饮。

金钱松根皮，烧酒浸，频敷患处，有效。黄鹤巢①说。鳌②尝以南烛子治久痢，辄效。以治饭后磕③睡，亦效。可知止泄除睡，不独枝叶为然也。又尝以治血痢日久症，亦效。此并本草所未及者。曾制一方，用南烛子为君，制首乌为臣，谷芽生、焦各半为佐，其使药则随症加用，如久痢加黄连、木香、诃子，久泻加山茱、建莲，除睡加益智、远志，痢血加黄连、槐花、当归、地榆，真是如响斯应④。

---

① 黄鹤巢：人名，不详。
② 鳌：沈金鳌自称。
③ 磕：通"瞌"。
④ 如响斯应：通作"如应斯响"，形容反响极快。此指见效快。

校注后记

据《中国医籍通考》《中国中医古籍总目》等目录记载及笔者历年来的文献调查，《沈芊绿医案》目前仅存孤抄本，藏江苏省镇江市图书馆。沈金鳌及其《杂病源流犀烛》为医界所熟知，然而《沈芊绿医案》则未曾受人关注。事实上，《沈芊绿医案》一书反映了沈金鳌个人的治病思想及临床经验，具有其独到之处，不少内容还能与其名著《沈氏尊生书》相印证，具有独特的学术价值，故不当为中医界所遗忘。

《沈芊绿医案》所体现的沈金鳌的治病思想及临床经验，约而言之，主要有如下几点。

1. 以内科为主，旁通诸科

《沈芊绿医案》共存有沈金鳌疗病验案547案，以内科杂病为主，时病次之，妇科又次之，耳、鼻、咽喉、目又次之，儿科又次之，外科仅1案。从中可知沈金鳌先生医学造诣之所在，即以内科为主，又旁涉外科、妇科、儿科，兼善疑难杂症与急症热病。

2. 治时病，注重透邪

《沈芊绿医案》治时病验案分为风温、湿温、春温、冬温四类，其中风温20案，湿温18案，春温19案，冬温10案，共67案。通观此67案，无不寓透邪于其中，贯穿于诊病与治病的全过程。

如"风温"中一案记载："风温发热，咳嗽声嘶，火郁于上。"于诊病之时详辨邪透与否，而予以散邪之药。另如"春温，振寒不热，脉沉，舌白如粉，邪郁于内"，"春温，病肺中郁邪，恶寒，体倦"，"湿温初起，浊邪闭塞"，"湿温时邪，舌黄脉软，发热瞀闷，邪郁中焦，恐其痉厥"等等，均于诊病之时详辨邪之郁否，郁阻于何处，如上所举"肺中郁邪""邪郁中焦"等，而予以透邪之法。沈芊绿先生的透邪之法，因其感邪与病程的不同，透邪之法也各不相同。大致来看，有辛凉解表法、清凉透邪法、清凉透癍法、宣阳透伏法等。以下略举一二验案以作说明。

案一：新感风温，触动麻痹旧疾，外发瘾疹瘙痒，宜清透方。羚羊角、蝉蜕、连翘、玉竹、牛蒡子、桑叶、桔梗。

按：蝉蜕乃解热透疹之常用药，配以连翘之升浮，桑叶之轻清，羚羊角之清凉，共奏透邪之效。清凉法容易凉而不透，沈金鳌此法清凉且透癍疹。

案二：温邪发癍不透。牛蒡子、蝉蜕、枳壳、陈皮、连翘心、薄荷、桔梗、芦根。

按：凡温邪发癍者，治宜清胃解毒为主。牛蒡子、薄荷治之以清胃，芦根中空，本是透药，配以银花、连翘治之以解毒，热势一透，则癍自可化。并直接予以透疹之要药蝉蜕，直达透癍之功。

3. 治泄泻，明辨脏腑

泄泻一证，古人多认为病在脾胃。如张介宾《景岳全书》所说："泄泻之本，无不由于脾胃。盖胃为水谷之海，而脾主运化，使脾健胃和，由水谷腐熟，而化气化血，以引营卫。若饮食失节，起居不时，以致脾胃受伤，则水反为湿，谷反为滞，精华之气不能输化，乃致合污下降而泻利作矣。"乃因脾胃受伤，故而水谷之精不能消化和运输而导致泄泻之证。沈金鳌先生则详辨其究竟在脾在肾，而予以不同治疗。如"久患肾泄，中焦气弱，不能输运，近更咳嗽，元虚，虚阳不摄也。人参、麦冬、白茯苓、淮山药、建莲肉、陈皮、肉果、补骨脂、六神曲"，明辨其病在肾，虽然也有脾胃虚弱，不能输化之机，然而要仍在肾，故以治肾泄法治疗，用药多安肾丸、震灵丹、补骨脂之类。

除明辨脏腑外，沈金鳌治泄泻详辨其寒热虚实，体现了沈氏严谨、认真，以证为本的大医作风。

4. 治妇科，重四制香附丸

四制香附丸，药用香附、熟地黄、当归（炒）、川芎、白芍（炒）、白术（炒）、泽兰、陈皮、黄柏、甘草（炙）。功能理气和血，补血调经，用于血虚气滞、月经不调、胸腹胀痛。沈金鳌先生用为妇科之要药，谓能调和妇人经脉，气虚者加四君子汤，血虚者加四物汤。在《妇科玉尺》一书中，沈金鳌对四制香附丸的制法与用法有详细的记载："香附米一斤（分四制：一盐水、姜汁煮，略炒，主降痰。一醋煮，略炒，主补血。一山栀四两同炒，去栀，主散郁。一童便洗，不炒，主降火），川芎、当归各二两。面糊丸，每五七十丸，随症作汤下。气虚加四君子汤，血虚加四物汤。"

《沈芊绿医案》一书中，沈金鳌认为，月经先期、月经后期、闭经、痛经等诸多病证，均可用四制香附丸加减治疗，如："冲脉有寒，经闭半年不至。四制香附丸。制香附、熟地、川芎、白术、川黄柏、甘草、当归、大白芍、泽兰、陈皮，酒和为丸。""冲血不足，天癸不调，腹痛。四制香附丸。""经来腹痛，肝不条达。四制香附丸。"等等。又如："肝气成瘕，从少腹起上升胃脘，气血闭滞，天癸不通，脉无滑搏流利之象，娠兆未的。生香附、杭白芍、当归身、广皮、丹参、乌贼骨、大生地、川杜仲。""肝阴不足，肝气易升，天癸先期，奇经为病。四制香附、乌贼骨、大生地、川杜仲、金毛狗脊、女贞子、枸杞子、白芍、湘莲肉、左牡蛎、当归身、茯苓。"等等，分别以四制香附丸加减化裁。另有一案："肝脾皆虚，冲血不足，色黄，脉数，天癸先期，腰腿痛酸，饮食减。四制香附、归身、阿胶、艾叶炭、杜仲、乌贼骨、大生地、丹参。"此方虽未用四制香附丸，然亦直接用四制香附入药，可见沈氏对四制香附的重视，且也非常擅长用四制香附一味药。

5. 幼科仅存疳积验案

《沈芊绿医案》幼科仅存4条验案，所治疗者均为小儿疳积病。

案一：疳积病，四肢细，将成丁奚。川黄连、川椒、乌梅炭、杭白芍、炙草、山楂炭、川朴、炒麦芽、陈皮、鸡腿胫，黄糖油为丸。

案二：疳积成蛊。鸡腿胫、厚朴、大腹皮、陈皮、茯苓、六神曲、泽泻。

案三：疳积目翳。草决明、甘草、川朴、山楂、陈皮、麦芽、茯苓、鸡内金。

案四：疳积目翳。草决明、谷精草、麦芽、楂炭、陈皮、人爪屑、鸡内金、蝉蜕。

疳积是疳证和积滞的总称，是中医儿科四大证之一。疳症是指由喂养不当，脾胃受伤，影响生长发育的病症，相当于慢性营养障碍性疾病。积滞是由乳食内积、脾胃受损而引起的肠胃疾病，临床以腹泻或便秘、呕吐、腹胀为主要症状。正如沈金鳌在其《幼科释谜》中所说："大抵疳之为病，皆因过餐饮食，于脾家一脏，有积不治，传之余脏，而成五疳之疾。"故其治疗疳积，总不离乎脾胃，皆以消导化食、健脾胃为要。观其处方，则多用鸡内金、陈皮、山楂、麦芽、神曲等，并加减化裁。

《沈芊绿医案》短小精简，但集中反映了沈金鳌个人的治病思想及临床经验，辨证论治思想一直贯穿始终，学术上尊古又重创新，诊断上审证求因，脉证互参，各科均有精彩验案存世，可谓后学者继承和发扬中医学术精髓的阶梯，值得我们去进一步学习和体会。

总 书 目

本　草